隆起型早期大肠癌的病理与诊断

日本《胃与肠》编委会　编著

《胃与肠》翻译委员会　译

辽宁科学技术出版社

·沈阳·

Authorized translation from the Japanese Journal,entitled

胃と腸　第54巻第6号

隆起型早期大腸癌の病態と診断

ISSN: 0536-2180

編集：「胃と腸」編集委員会

協力：早期胃癌研究会

Published by Igaku–Shoin LTD., Tokyo Copyright © 2019

Simplified Chinese Characters published by Liaoning Science and Technology Publishing House, Copyright © 2022

© 2022 辽宁科学技术出版社

著作权合同登记号：第06-2019-57号。

图书在版编目（CIP）数据

隆起型早期大肠癌的病理与诊断 / 日本《胃与肠》编委会编著；《胃与肠》翻译委员会译 . — 沈阳：辽宁科学技术出版社，2022.10

ISBN 978-7-5591-2617-7

Ⅰ.①隆… Ⅱ.①日… ②胃… Ⅲ.①大肠癌 – 病理 – 诊断 Ⅳ.① R735.3

中国版本图书馆 CIP 数据核字（2022）第 135449 号

出版发行：辽宁科学技术出版社

　　　　　（地址：沈阳市和平区十一纬路25号　邮编：110003）

印　刷　者：辽宁新华印务有限公司

经　销　者：各地新华书店

幅面尺寸：182 mm × 257 mm

印　　张：9

字　　数：200 千字

出版时间：2022 年 10 月第 1 版

印刷时间：2022 年 10 月第 1 次印刷

责任编辑：丁　一

封面设计：顾　娜

版式设计：袁　舒

责任校对：黄跃成

书　　号：ISBN 978-7-5591-2617-7

定　　价：98.00元

编辑电话：024-23284354

E-mail：lkbjlsx@163.com

邮购热线：024-23284502　　《胃与肠》官方微信：15640547725

目 录

隆起型早期大肠癌的病理与诊断

田中 信治[1]

关键词　早期大肠癌　肉眼型分类　巴黎分类　LST　息肉

[1] 広島大学大学院医系科学研究科内視鏡医学　〒734-8551広島市南区霞1丁目2-3
E-mail : colon@hiroshima-u.ac.jp

早期大肠癌的肉眼型分类

首先，笔者想谈谈"肉眼型分类"。在日本，作为早期大肠癌的肉眼型，一般使用大肠癌处理规范的"肉眼型分类"（**表1**）[1]。这种"肉眼型分类"，是在发现平坦凹陷型肿瘤的存在后，由多田正大医生为核心的项目组制定的。

早期癌和良性肿瘤（主要是腺瘤）的组织诊断是连续的，每个病理学家的观点也略有不同，这种肉眼型分类不仅用于早期癌，也用于腺瘤。另外，大肠中不存在消化性溃疡，与食管浅表型癌和早期胃癌的肉眼型分类不同的是不存在0-Ⅲ型。

在欧美，大肠肿瘤的肉眼型分类使用"巴黎分类"[2]，日本的学者也经常使用这种分类向英文杂志投稿论文。但是，大肠癌处理规范和"巴黎分类"（**图1**）中的"肉眼型分类"的内容不同。具体来说，第一，巴黎分类有"0-Ⅰsp型：亚有茎性"没有被记述。实际上，0-Ⅰsp型和0-Ⅰs型的鉴别诊断也有微妙之处，从病理学的角度来看，将0-Ⅰsp型和0-Ⅰs型归纳起来或许也是合理的。第二，也是非常重要的一点，大肠癌处理规范的"肉眼型分类"，重视外观形状，对病变的高度没有绝对的定义。即使稍微高一点儿，如果是扁平隆起的话也要认作0-Ⅱa型。第三，在巴黎分类中，规定病变的高度由绝对值来记录。具体来说，如果长度大于2.5mm

表1　0型（浅表型）病变的肉眼型分类（大肠癌处理规范）

0-Ⅰ型：隆起型	0-Ⅱ型：表面型
0-Ⅰp：有茎性	0-Ⅱa：表面隆起型
0-Ⅰsp：亚有茎性	0-Ⅱb：表面平坦型
0-Ⅰs：无茎性	0-Ⅱc：表面凹陷型

（手术钳夹的宽度），即使是扁平隆起（大肠癌处理规范0-Ⅱa型），也要诊断为0-Ⅰs型。怎么看都是扁平隆起，根据绝对高度分为0-Ⅰs型，真是奇怪。另外，通过内镜观察，垂直接近病变时，将2.5mm左右的病变与手术钳的宽度进行准确比较是不可能的。个人认为，日本大肠癌处理规范的"肉眼型分类"是比较现实的分类。

不同肉眼类型大肠肿瘤的组织发育进展

大肠肿瘤的组织发生和发育进展也因肉眼型不同而有所差异（**图2**、**图3**）。一般认为平坦凹陷型肿瘤（0-Ⅱb型，0-Ⅱc型）多发生 de novo，在很小的时候就发生浸润，并迅速发展为癌变[3]。另一方面，包括0-Ⅱa型在内的隆起病变，被认为是腺瘤、腺瘤内癌的概率较高，与平坦凹陷型相比，发展为癌变需要更长的时间[3]。

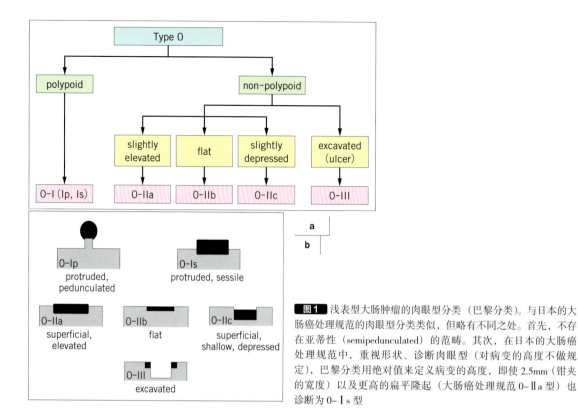

图1 浅表型大肠肿瘤的肉眼型分类（巴黎分类）。与日本的大肠癌处理规范的肉眼型分类类似，但略有不同之处。首先，不存在亚蒂性（semipedunculated）的范畴。其次，在日本的大肠癌处理规范中，重视形状、诊断肉眼型（对病变的高度不做规定），巴黎分类用绝对值来定义病变的高度，即使 2.5mm（钳夹的宽度）以及更高的扁平隆起（大肠癌处理规范 0-Ⅱa 型）也诊断为 0-Ⅰs 型

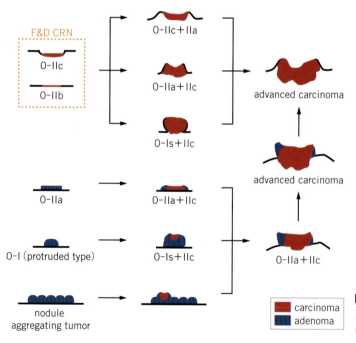

图2 大肠癌的组织发生和发育进展
F: flat; D: depressed; CRN: colorectal neoplasia。

另外，各个癌变过程的基因异常也存在差异，近年来，关于 serrated pathway 的病理、诊断、意义的研究也有所进展[4]。

侧方发育型肿瘤（LST）

侧方发育型肿瘤（laterally spreading tumor, LST）[5] 是食管和胃的表层扩大型肿瘤的总称。

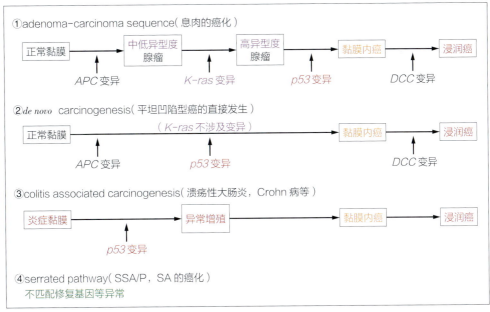

图3 非遗传性大肠癌癌变过程中的基因异常

LST 亚分类	Type 0 分类
LST granular（LST-G）	
homogenous type	0-Ⅱa
nodular mixed type	0-Ⅱa，0-Ⅰs+Ⅱa，0-Ⅱa+Ⅰs
LST non-granular（LST-NG）	
flat elevated type	0-Ⅱa
pseudo-depressed type	0-Ⅱa+Ⅱc，0-Ⅱc+Ⅱa

侧方发育型肿瘤（laterally spreading tumour，LST）是指直径至少 10mm 的横向生长的病变，这与传统的息肉病变（向上生长）或扁平凹陷病变（向下生长）截然不同

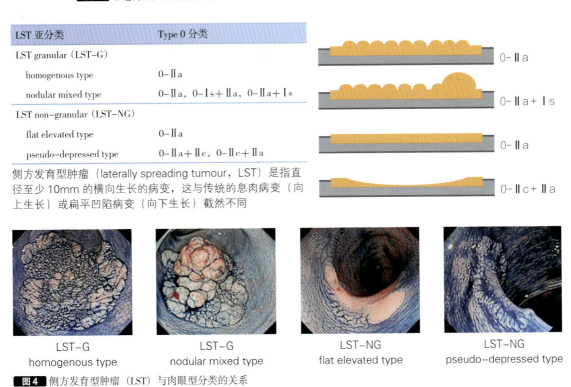

LST-G
homogenous type

LST-G
nodular mixed type

LST-NG
flat elevated type

LST-NG
pseudo-depressed type

图4 侧方发育型肿瘤（LST）与肉眼型分类的关系

有不少人误以为 LST 是肉眼型分类的一种，但 LST 不是肉眼型之一。关于 LST 的每个类型的肉眼型分类，2008 年 2 月在日本京都召开的国际非息肉样黏膜结直肠肿瘤研讨会（International Workshop on Non-polypoid Mucosal Colorectal Neoplasmas）上，达成了一个国际共识，参加这次会议的工藤进英先生的合著论文[6]（**图4**），其内容在大肠癌处理规范中也与具体的病例图像提示一起明确发表了[1]。侧方发育型结节颗粒集簇样病变（LST-G，nodular mixed type）为隆起型

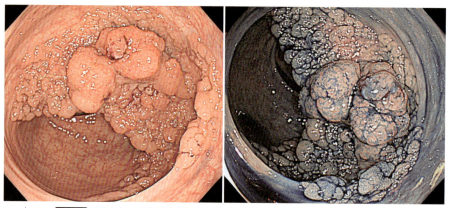

图5 LST-NG，结节混合型早期大肠癌 1 例

a 普通内镜观察图像。大结节混杂的侧方发育型结节颗粒集簇样病变（LST-G，nodular mixed type）。

b 该病变的靛胭脂染色图像。即使是 LST，这种病变也是隆起型病变，肉眼型是 0-Ⅱa+Ⅰs 型（复合型的情况下，先标明面积大的一类）。

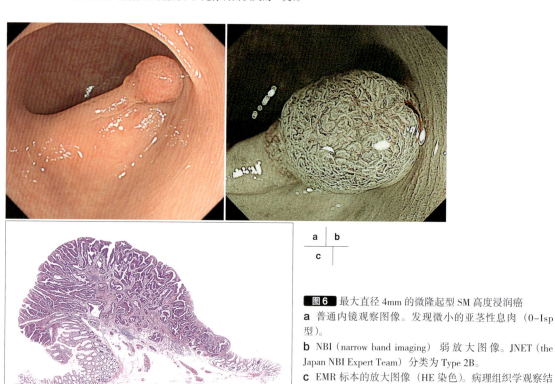

图6 最大直径 4mm 的微隆起型 SM 高度浸润癌

a 普通内镜观察图像。发现微小的亚茎性息肉（0-Ⅰsp 型）。

b NBI（narrow band imaging）弱放大图像。JNET（the Japan NBI Expert Team）分类为 Type 2B。

c EMR 标本的放大图像（HE 染色）。病理组织学观察结果为 Ca（tub1）in adenoma，pT1b（SM 2000μm），Ly0，V0，HM0，VM0。

病变，肉眼型为 0-Ⅱa+Ⅰs 型（**图5**）。

对本书的期待

这次的专题是"隆起型早期大肠癌的病理与诊断"。大的隆起型早期癌，其表面性状不反映深部组织像的情况也不少，pit pattern 诊断和通过图像强调放大观察的浸润深度诊断被认为没有用处的情况也很多。在实际的治疗中，常规内镜检查、灌肠 X 线造影检查、超声内镜检查（endoscopic ultrasonography，EUS）组成了一种综合的方法，但仍有不少诊断烦恼。此外，**图6**所示的微小 SM 浸润癌也确实存在，因为息肉很小，在没有正确的术前诊断的情况下，切忌轻易进行手术。即使是息肉，无论大小，如果术前诊断为癌，则应施行内镜下黏膜切除术（endoscopic mucosal resection，EMR）或内镜下黏膜下层剥离术（endoscopic submucosal dissection，ESD）。癌有 SM 浸润的可能性，为了对摘除的标本进行正确的浸润深度诊断，必须切取足够的黏膜下层，应避免切除息肉。

在本书中，从大肠癌的发育方式、病理、各种检查手法等多方面对"隆起型早期大肠癌"的诊断进行了介绍，期待其内容对日后的诊疗有所帮助，同时，也希望能够为临床研究提供一些启示。

参考文献

[1] 大腸癌研究会(編):大腸癌取扱い規約,第9版.金原出版,2018

[2] Participants in the Paris Workshop. The Paris endoscopic classification of superficial neoplastic lesions : esophagus, stomach, and colon : November 30 to December 1, 2002. Gastrointest Endosc 58（6 Suppl）: S3–43, 2003

[3] 工藤進英（著）: Early Colorectal Cancer–Detection of Depressed Types of Colorectal Carcinoma. Igaku–shoin, Tokyo・New York, 1996

[4] 【今月の主題】大腸鋸歯状病変の取り扱い. 胃と腸 50（13）: 2015

[5] 工藤進英. 側方発育型腫瘍（laterally spreading tumor ; LST）について. 早期大腸癌 2 : 477–481, 1998

[6] Kudo S, Lambert R, Allen JI, et al. Nonpolypoid neoplastic lesions of the colorectal mucosa. Gastrointest Endosc 68（4 Suppl）: S3–47, 2008

PG type 和 NPG type 早期大肠癌的差异——包括发育、发展方式

池上 雅博[1]
广冈 信一
中村 麻予
会泽 大介
深泽 宁
村上 庆四郎
牧岛 玲
木村 宽子
保坂 伦子

摘要● 将早期大肠癌按其剖面形态分为 PG（polypoid growth）type 和 NPG（non-polypoid growth）type 两类，分别阐明病变的特征，同时研究了大肠癌的发育和发展。NPG 与 PG 相比是较少的病变。在 PG 中是并存腺瘤的病变较多。NPG 与 PG 相比是在较小的时候就高度浸润到黏膜下层（SM）的病变。另外，从黏膜（M）的增殖细胞的分布和 DNA 定量的结果来看，也认为 PG 和 NPG 在生物学上是不同的病变。大肠 SM 癌分为 PG 黏膜下层浸润癌（PG SM）和 NPG 黏膜下层浸润癌（NPG SM），特别是将 NPG SM 分为黏膜内病变保存例和非保存例进行分析后发现，大肠 SM 癌中确实是由于隆起型病变（PG M）而引起的约占 64% 之多，由于表面型病变（NPG M）而引起的 SM 癌的概率的准确数值是约 18%，较少，最多也是 36%。从对 20mm 以下的进展期大肠癌的分析来看，形成 20mm 以下的进展期大肠癌的病变是由于 NPG SM 癌而引起的多达 89%，至少（20mm 以下）较小的进展期癌的形成与 NPG 病变，或换言之与表面型 M 癌密切相关。

关键词　早期大肠癌　PG、NPG 分类　发育、发展

[1] 東京慈惠会医科大学病理学講座　〒105-8461 東京都港区西新橋 3 丁目 25-8
E-mail：ikegami@jikei.ac.jp

前言

从 20 世纪 80 年代开始，笔者[1]将早期大肠癌分为 PG（polypoid growth）type、NPG（non-polypoid growth）type 两类进行了研究。这种分类是在对大肠癌的发育和发展的形态学的解析工作的过程的思考中产生的。具体来说，关于大肠癌的产生，有两种学说：一是通过腺瘤产生的癌的 adenoma-carcinoma sequence 学说[2]，二是不经腺瘤发生的 de novo carcinoma 学说[3]。平时经治的早期大肠癌的大部分是伴有腺瘤的隆起型癌，目前现状是广泛接受 adenoma-carcinoma sequence 学说。这个分类是假设存在 de novo carcinoma，然后明确什么样的病变符合这个学说而提出的。

这次，笔者收到了"关于 PG type 隆起型早期癌的定义和判定基准"的执笔委托，本文重点以与 NPG type 早期癌的比较研究为中心进行了表述。希望读者能从本文中了解 PG type 早期癌的特征。此外，笔者用了不同时期的数据，还请大家理解。

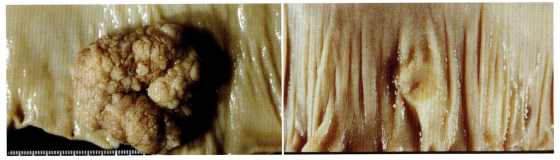

图1 肉眼所见

a PG，0-Ⅰs 型，48mm×42mm 大的病变。肠管内腔一侧有较大隆起，表面是颗粒。呈结节分叶状的隆起型病变。病理组织学上属于 PG 病变。

b NPG，0-Ⅱc+Ⅱa 型，12mm×12mm 大的病变。病变边缘部仅有一点点隆起，中央部位可见凹陷，是表面型病变。病理组织学上属于 NPG 病变。

定义

20 世纪 80 年代的共同认识是早期大肠癌只由 0-Ⅰp、0-Ⅰsp、0-Ⅰs 等代表的隆起型病变形成，0-Ⅱa、0-Ⅱc+Ⅱa、0-Ⅱc 等代表的表面型早期癌被称为 "虚幻的癌"。但是笔者收集了早期大肠癌病例，在肉眼进行病理组织学分析过程中，确认了早期大肠癌也和早期胃癌一样，存在隆起型病变和病例数量较少但相对平坦的表面型病变。另外，受到关注的是后者与前者相比在较小的时候存在易发生浸润的可能性。为了弄清两者之间的关系，从组织剖面形态上分为两类进行了检索，如下文所述。

PG、NPG 分类的定义是：从剖面形态上看，PG 是 "腺瘤或癌在黏膜内增殖，黏膜内病变部位比边缘部正常黏膜明显要高"；PG 的肉眼型主要是 0-Ⅰp、0-Ⅰsp、0-Ⅰs 等隆起型的病变。另外，认为 "癌症部位黏膜厚度与边缘过度增殖黏膜一样，或者更确切地说，即便是呈现略微凹陷的，或者肿瘤部位黏膜多少呈现隆起的，在周围黏膜之间的过渡也很平稳（**图1**、**图2**）[4]。NPG 的肉眼型主要是表面型癌，是 0-Ⅱa、0-Ⅱc+Ⅱa、0-Ⅱc 等表面型病变。

另外，PG、NPG 的判定是由黏膜内的腺瘤及癌的增殖趋势决定的，因此如果病变不能维持在黏膜内，就无法判定。但是，在本文中，特别

是 NPG 黏膜下层浸润癌（NPG SM），对于随着溃疡形成黏膜内病灶消失的病变和黏膜内病灶边缘部位没有 PG 病变的，不会按照 NPG 处理。

从 PG、NPG 分类来看早期大肠癌的生物学性状的差异

1. 剖面形态的病理组织学所见

图3、**图4** 将早期大肠癌的剖面形态分为 PG、NPG 两类。**图3** 中，PG 是将有茎性病变定义为Ⅰ型，将亚有茎、无茎、平坦病变作为Ⅱ型。此外，根据有无腺瘤并存、有无黏膜下层浸润来分类。**图4** 中，将 NPG 按照有无黏膜下层的浸润来分类，此外，黏膜下层浸润的病变按照癌的黏膜下层浸润方式、有无溃疡形成、有无与无茎性病变类似的较大隆起形成来分类。

表1 显示了各自的病变数量，平均直径，腺瘤并存率。PG 在 178 例病变中有 146 例，占绝大多数，腺瘤并存率为 91.1%，平均直径方面黏膜内（M）癌为 15.3mm，SM 癌为 22.1mm，M 癌为 78.1%，较多。另一方面，NPG 为 32 例病变（18.0%），较少，所有病例均没有并存腺瘤，平均直径方面 M 癌为 5.1mm、SM 癌为 10.3mm，是与 PG 相比较小的病变。

表2 所示的是分别对 PG、NPG 的 SM 癌的平均直径，黏膜下层（SM）浸润率、浸润度，脉管侵袭进行的研究结果。PG SM 的平均直径为

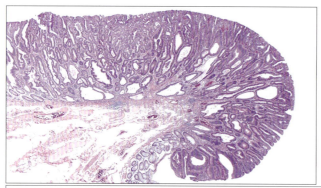

图2 病理组织学所见

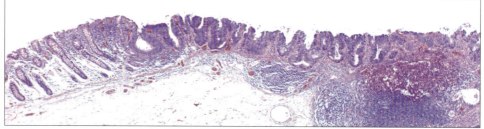

a b

a 维持黏膜内病变的病变。特殊观察一下非肿瘤部位黏膜和肿瘤部位黏膜之间的过渡部位，肿瘤部位黏膜的厚度和周围肺肿瘤部位黏膜相比明显较高，可见其过渡部位有向隆起过渡的高度差。这是分类为 PG 的病变。

b 维持黏膜内病变的病变。观察肿瘤左边的非肿瘤部位黏膜和肿瘤部位黏膜的过渡部位，肿瘤部位黏膜的厚度比非肿瘤部位的黏膜薄，凹陷处可见过渡的高度差。这是分类为 NPG 的病变。像这样不是明确的凹陷病变，非肿瘤部位黏膜和肿瘤部位黏膜的过渡部位平滑，没有高度差的病变也分类为 NPG 的病变。

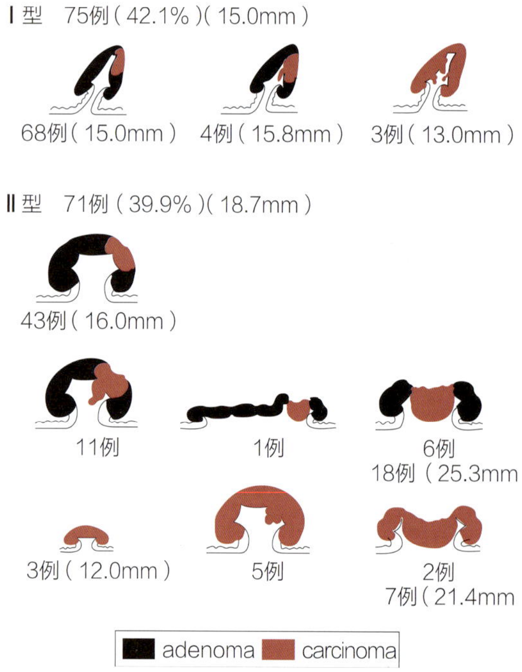

Ⅰ型　75例（42.1%）（15.0mm）

68例（15.0mm）　4例（15.8mm）　3例（13.0mm）

Ⅱ型　71例（39.9%）（18.7mm）

43例（16.0mm）

11例　1例　6例
18例（25.3mm

3例（12.0mm）　5例　2例
7例（21.4mm

■ adenoma　■ carcinoma

图3 早期大肠癌的剖面形态（PG）

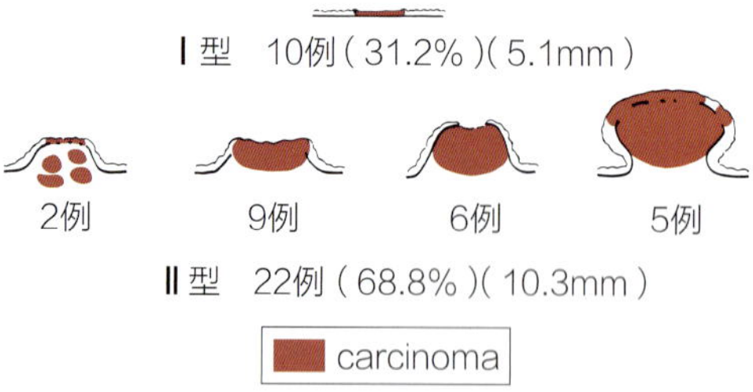

Ⅰ型　10例（31.2%）（5.1mm）

2例　9例　6例　5例

Ⅱ型　22例（68.8%）（10.3mm）

■ carcinoma

图4 早期大肠癌的剖面形态（NPG）

22.1mm，SM 浸润率为 21.9%，和 NPG SM 相比较少，SM 浸润度为 53.1%，也仅是微小浸润。另一方面，NPG SM 的平均直径为 10.3mm，较小，SM 浸润率为 68.8%，较高，有 77.3% 是 SM2、SM3。也就是说，可以得出结论，NPG SM 与 PG SM 相比是属于从较小的时候就容易高度浸润到 SM 的病变，其生物学性质可能与 PG SM 不同。

表1 早期大肠癌的 PG、NPG 不同的病变数、平均直径、腺瘤并存率

	病变数	平均直径（M 癌，SM 癌）	腺瘤并存率
PG	146 例（82.0%）	16.7mm（15.3mm，22.1mm）	91.1%
NPG	32 例（18.0%）	8.7mm（5.1mm，10.3mm）	0.0%

表2 PG、NPG 不同的 SM 癌的平均直径、SM 浸润率、浸润度、血管浸润

	平均直径	SM 浸润率	SM1	SM2	SM3	Ly，V
PG (*n*=32)	22.1mm	21.9%	17（53.1%）	9（28.1%）	6（18.8%）	12（37.5%）
NPG (*n*=22)	10.3mm	68.8%	5（22.7%）	8（36.4%）	9（40.9%）	16（72.7%）

SM1：黏膜下层内腔侧 1/3 以下的浸润；SM2：SM1 与 SM3 的中间浸润；SM3：黏膜下层内腔侧 2/3 以上的浸润；Ly：淋巴管浸润；V：静脉浸润。

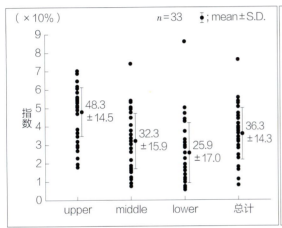

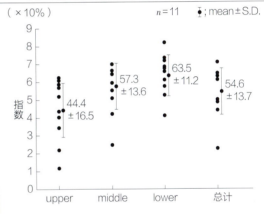

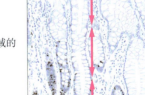

图5 PG、NPG 的黏膜内癌的增殖细胞的分布（ki-67 指数）。ki-67 指数 = 区域的增殖细胞数 / 区域的全细胞数（%）

a PG carcinoma。
b NPG carcinoma。
c 将黏膜三等分，从表层部位到黏膜肌层，各自分为 upper、middle、lower 来进行查找。PG 在黏膜表层部位增殖细胞较多分布。NPG 在黏膜深层部位增殖细胞较多分布。

2. PG、NPG 分别使用抗 ki-67 抗体的增殖细胞的分布

图5a、b 分别显示了 PG、NPG 在黏膜内癌中的增殖细胞的分布。对增殖细胞的测定是将黏膜内的腺管三等分，从表层部向黏膜肌层分为 upper、middle、lower（**图5c**），然后把各个位置的增殖细胞数 / 全细胞数（%）算出，作为 ki-67 指数。对于 PG、NPG，每一个病例测定 3 个腺管，将平均值作为该病例的 ki-67 指数。对 33 例 PG 病例、11 例 NPG 病例进行了测定。

在 PG 中，其增殖细胞主要密集分布在黏膜表层上。另外，发展到大约 20mm 的病变时，可

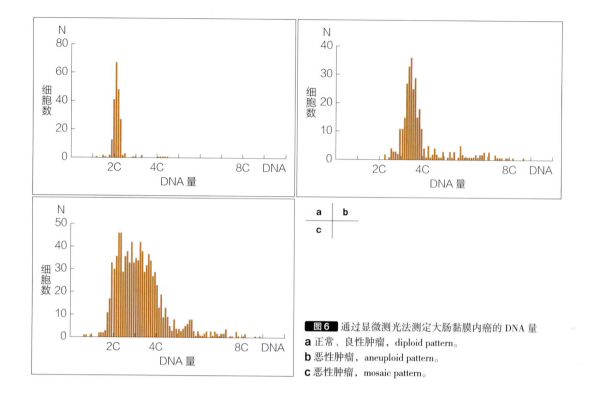

图 6 通过显微测光法测定大肠黏膜内癌的 DNA 量
a 正常、良性肿瘤，diploid pattern。
b 恶性肿瘤，aneuploid pattern。
c 恶性肿瘤，mosaic pattern。

见渐渐地在黏膜所有的层上有增殖细胞分布。另一方面，在 NPG 中，增殖细胞分布在黏膜深层部位的倾向较大，即使是 10mm 以下的小病变也存在在黏膜所有的层上有增殖细胞分布的倾向，而且黏膜整体的标识率也比 PG 高。

因此，PG 是向肠管内腔方向增殖得更强的病变，在腺瘤病变中，癌发生在离黏膜肌层等较远的黏膜表层部位的可能性很高，到引起 SM 浸润需要更多的时间。而 NPG 有比 PG 更薄的黏膜，而且所有层都有增殖细胞分布，癌易引起 SM 浸润的可能性较高。

3. 依据 DNA ploidy pattern 的研究

从含有癌组织的石蜡标本中，使用蛋白分解酵素将癌细胞单独分离，用荧光色素（4′，6–diamidino–2–phenylindole，DAPI）染色。DAPI 与 DNA 结合，通过照射紫外线使其发光，通过测定其荧光强度，来测定细胞内的 DNA 量。

图 6 直方图纵轴表示细胞数，横轴表示 DNA 量。如**图 6a** 所示，正常或良性肿瘤在 2C

（G0/G1 期）中可观察到最大的细胞数（直方图峰值），然后 4C（G2/M 期）中可观察到小高峰。特点是两者间 S 期细胞少，这样的模式被称为 diploid pattern，在正常和良性病变中是这种模式。而恶性肿瘤中虽然也可以观察 diploid pattern，但是有时可观察到超过 2C 的 DNA 量的细胞存在最大峰值（aneploid pattern），有时也可观察到超过 2C 的峰值（**图 6b、c**）。

在大肠黏膜内癌中以 PG 18 例病变、NPG 14 例病变为对象，分别挖出癌症部位，查找 DNA plaidy pattern（**表 3**）。在 PG 中 77.8% 显示为 diploid pattern，在 NPG 中 78.6% 显示为以 aneuploid pattern 为首的一些 DNA 量。从核 DNA 定量上来看，NPG 与 PG 相比，癌的特性更明显。

综上所述，不仅从剖面形态、大小、SM 浸润率来看，而且从增殖细胞的分布、核 DNA 定量上来看，NPG 和 PG 也可见显著的差异，认为它们是具有不同的增殖趋势和不同恶性程度的病变。

大肠癌的发生和 *de novo* carcinoma, adenoma–carcinoma sequence

在能够维持 NPG 黏膜内病变的病变中，其黏膜内病变的肉眼型与 0–Ⅱa、0–Ⅱc+Ⅱa、0–Ⅱc 等表面型病变一致。因此，认为 NPG 病变是由表面型病变引起的（对此后述）。如前文所述，大肠早期癌是 0–Ⅰp、0–Ⅰs 等隆起型病变引起的，分为与其大小相比 SM 浸润度比较轻的 PG 和由 0–Ⅱa、0–Ⅱc+Ⅱa、0–Ⅱc 等表面型癌引起的较小且有高度 SM 浸润可能的 NPG 两类。由表面型癌引起的 NPG 病变，与由隆起型引起的 PG 病变在形态上和生物学上有很大的不同，因此推断它们有不同的发生方式，即存在由 *de novo* carcinoma 引起的病变的可能性。但是，若像如今这样发现很多表面型病变并加以治疗，可以明确的是表面型病变不仅有癌，令人意外的是也还有很多腺瘤 [5]。对其产生原因仅进行形态的解析是有局限性的，目前很难说可以严密地下结论。但是，比起早期大肠癌是由 *de novo* carcinoma 引起的还是由 adenoma–carcinoma sequence 引起的这个问题，现实中关注度更高的问题是与进展期癌的形成相关的病变是由 PG（隆起型）引起的还是由 NPG（表面型）引起的。

从大肠 SM 癌的解析来看大肠癌的发育、发展

如上所述，临床上更关心的事项与其说是大肠癌的发生方式，不如说是 PG（隆起型）、NPG（表面型）哪一个是发展成癌的主要"途径"。表面型的早期大肠癌开始被广泛认知，到了 2000 年左右，病例也逐渐累积起来。因此以 SM 癌为关键词解析了大肠癌的发育、发展。

如果癌深入浸润到 SM，会观察到伴有溃疡形成的病变。伴随着溃疡形成的病变，即使表面上看是 NPG 样的病变，但若是黏膜内病变消失的病变，很难判断其病变是由 PG 引起的还是由 NPG 引起的。为了正确判断是由 PG 引起的病变

表3 大肠黏膜内癌的 DNA ploidy pattern

	D	A + M	合计
PG	14（77.8%）	4（22.2%）	18
NPG	3（21.4%）	11（78.6%）	14

D：diploid pattern；A＋M：aneuploid pattern and mosaic pattern。

还是由 NPG 引起的病变，有必要查找维持了黏膜内病变的病变。因此将 NPG SM 的黏膜肌层用抗 α–smooth muscle actin 抗体（α–SMA）进行了免疫染色搜索查找。具体地说，病变部位整体都可见肌层的病例，或者病变中央部位伴有溃疡的部位以及病变两端部位正常黏膜和病变部位的过渡部位也保有其正下方的肌层的病例，把它们作为黏膜内病变保存例（**图7**）。另外，SM 浸润度分类中，如**图8**所示，将各形态黏膜下层三等分，从黏膜一侧开始，分为 SM1、SM2、SM3。但是，在 0–Ⅰp 型病变中，将具有黏膜内病变的息肉部位 SM 内的浸润定义为 SM1，到茎部的浸润定义为 SM2，到更深的部位的浸润定义为 SM3。另外，SM1 分为由几个腺管浸润而成的 SM1a 和具有更大浸润量的 SM1b，肉眼型以黏膜内的病变形态为代表。

在本次观察中使用 SM 癌的理由有以下 4 点：①癌的诊断基准方面，若是浸润癌，癌的判定没有问题。②在进行 PG、NPG 分类时，若是微小病变，判定就会困难，若是浸润到 SM 程度（大于 10mm）大小的病变，可以进行正确的判断。③与进展期癌直接相关的病变是浸润癌，SM 癌是浸润初期的癌。④SM 癌是浸润较初期的癌，伴随癌浸润的破坏较少，具有 M 癌的特征。

研究的病例是进行了外科切除的大肠 SM 癌为 141 例病变，141 例病变中 PG SM 为 90 例病变（63.8%），NPG SM 为 51 例病变。**表4** 显示了 NPG 不同的 SM 癌的病变数、平均直径、SM 浸润程度、血管浸润。即便是 SM 癌，PG SM 和 NPG SM 的关系也是同前面所说的 PG、NPG 的查找结果是相同的。

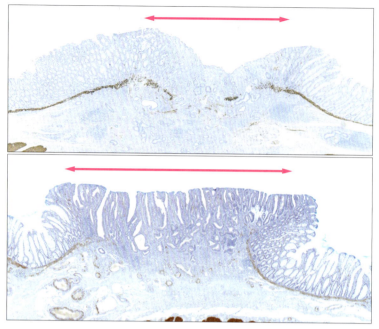

图7 α-SMA 染色。红色箭头表示黏膜内病变的范围

a 黏膜内病变保存例。在癌巢中央部可见黏膜肌层的破坏。但是癌巢几乎可在全长范围内追踪到黏膜肌层的走行。特别是病变两端部位的癌和正常黏膜的过渡部位保持着肌层，将其作为黏膜内病变保存例。

b 黏膜内病变破坏例。可追踪到黏膜肌层走行的是到病巢边缘部位正常黏膜的这个范围。本例中病变表层部位的癌腺管比较整齐地与黏膜面垂直排列，残留黏膜内病变的可能性较高，但是本文中将其作为黏膜内病变非保存例。

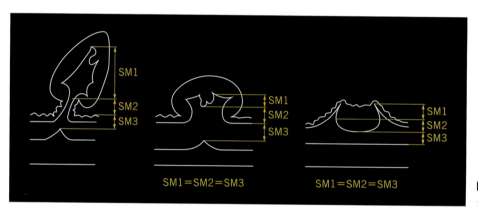

图8 SM 浸润度分类

PG SM 的 90 例病变，即隆起型引起的病变。因此由隆起型（PG M）引起的 SM 癌至少占 63.8%。

另一方面，NPG SM 是由使伴有癌的 SM 浸润的 PG（隆起型病变）的隆起部位脱落，变化为 NPG 样形态的病变和病变发生当初即 M 癌时就由 NPG（表面型病变）引起的病变组成的。因此对 NPG SM 实施了 α-SMA 染色，查找了黏膜内病变有无残留。NPG SM 中黏膜肌层保存例，即认为是表面型黏膜内癌（NPG M）引起的病变为 25 例（17.7%），剩下的 NPG SM 26 例病变（18.4%）产生原因不明（**表5**）。

换个角度来看，从上述 PG SM 和 NPG SM 的大小关系来看，NPG SM 是比 PG SM 小的病变，所以从难以判断为是 PG 病变的黏膜内病变被破坏而形成的病变的观点来看，NPG SM 癌几乎可以被认为全部病例都是由 NPG M 癌引起的。但是即使从这样的观点来看，NPG 癌即表面型引起的病变，最多也只占 36.2%（全部 NPG SM 癌 51 例病变／全部 SM 癌 141 例病变）。

也就是说，大部分 SM 癌是由隆起型癌（PG M）引起的，其出现率约为 64%（64%～82%，将原因不明的 NPG SM 判断是 PG 引起的情况下）。另一方面，表面型引起的病变（NPG M）

表4 PG、NPG 不同的 SM 癌的病变数、平均直径、SM 浸润深度、血管浸润

	病变数	平均直径	SM1	SM2	SM3	Ly，V
PG	90	22.5mm	51（56.7%）	21（23.3%）	18（20.0%）	34（37.8%）
NPG	51	12.9mm	13（25.5%）	17（33.3%）	21（41.2%）	33（64.7%）

表5 NPG SM 癌黏膜内病变 25 例的肉眼型和 SM 浸润度

SM 浸润度 ＼ 肉眼型	0-Ⅱc，0-Ⅱc + Ⅱa	0-Ⅱa	0-Ⅱa + Ⅱc	
SM1a	10			（84.6%）
SM1b	0	1		
SM2	5	3	1	（52.9%）
SM3	3	2		（23.8%）
合计	18	6	1	

（ ）内为相同浸润度的全部 NPG SM 病变占黏膜内病变的百分比。

表6 20mm 以下进展期大肠癌的不同浸润深度的病变数

	病变数	平均直径	MP1	MP2	MP3	S
PG	8（11.1%）	17.8mm	2	2	1	3
NPG	64（88.9%）	15.9mm	15	13	11	25
合计	72	16.1mm	17	15	12	28

将 MP 层自黏膜侧向深部三等分（即 MP1、MP2、MP3）进行统计。S 为 SS 和 SE 的总和。

明确为约 18% 的程度，最多也不超过 36%，形成进展期癌的主要"途径"是隆起型早期癌。

用 PG、NPG 分类的进展期癌的大肠癌的发育、进展

进展期大肠癌中，随着癌的进展和增大，黏膜内病变的破坏变得明显，因此黏膜内病变消失的病变很多是不言而喻的。另外，NPG 病变很小，是容易浸润到 SM 的病变，所以特别选取了在进展期大肠癌中黏膜内病变的破坏较少的、在 20mm 以下的 72 例病变，分析了与黏膜内增殖趋势的关系。

虽然没有使用 α-SMA 查找黏膜内有无病变残留，是暂时的分类，但是 72 例病变中 NPG 为 64 例病变（88.9%），平均直径为 15.9mm，PG 为 8 例病变（11.1%），平均直径为 17.8mm，可见 NPG 占绝大多数，且 NPG 为比 PG 小的病变（**表6**）。PG 中浸润深度 MP 的为 5 例病变（62.5%），浸润深度 SS、SE 的 3 例病变（37.5%）。NPG 中浸润深度 MP 的为 39 例病变（60.9%），浸润深度 SS、SE 的为 25 例病变（39.1%），与 PG 几乎相同，据 PG、NPG 中各自浸润深度的比例没有看出差别。

图9 表示 20mm 以下进展期大肠癌的大小分布。PG 中没有 14mm 以下的病变，都是 15mm 以上的病变。另一方面，从 NPG 10mm 以下的病变中可发现，从进展期癌的查找中发现是属于较小的、浸润倾向更强的病变。

综上所述，形成 20mm 以下进展期大肠癌的大部分病变，很可能是由 NPG SM 癌引起的。考虑到 SM 癌中 PG、NPG 的平均直径分别为 22.5mm、12.9mm，PG SM 癌的平均直径超过 20mm，认为至少在形成小的（20mm 以下）进展期癌时，与 NPG 病变换言之与表面型 M 癌有很大关系。

结语

为了分析大肠癌的发育、发展，将大肠癌分为 PG、NPG 两种形态进行了研究。

PG 是腺癌并存率较高的，即使很大 SM 浸润率也较少的病变，另一方面 NPG 是即使很小也能高度浸润到 SM 的病变。这两者在生物学上被认为是不同的病变。从 SM 癌的研究来看，PG M 即隆起型 M 癌引起的 SM 癌，占 64%～82%，较多，是形成进展期癌的主要"途径"。另一方面，由 NPG M（即表面型 M 癌）引起的 SM 癌，为 18%，较少，最多为 36%。另外，20mm 以下的进展期大肠癌的形成与 NPG 病变有很大关系。

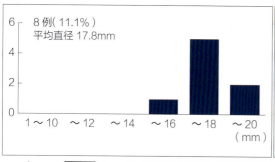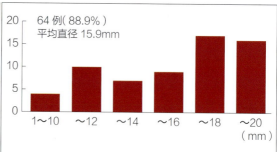

图9 20mm 以下进展期大肠癌的不同剖面形态的病变数
a：PG；b：NPG。

将早期癌按形态分为 PG、NPG 两种，可以表现出二者的不同特性，这被认为是 PG、NPG 分类的最好的点。

另外，本分类是着眼于腺瘤和癌组织的黏膜内的增殖趋势的分类，在肉眼上也可以进行一定程度的区分，但是更为正确的是在组织标本上进行分类。

参考文献

[1] Ikegami M. A pathological study on colorectal cancer. Fromde novo carcinoma to advanced carcinoma. Acta Pathol Jpn 37：21-37, 1987

[2] Morson BC. Some peculiarities in the histology of intestinal polyps. Dis Colon Rectum 5：337-344, 1962

[3] Spratt JS Jr, Ackerman LV, Moyer CA. Relationship of polyps of the colon to colonic cancer. Ann Surg 148：682-696, 1958

[4] 池上雅博. PG, NPG. 胃と腸 47：822, 2012

[5] 小林広幸，渕上忠彦，平川雅彦，他. 表面陥凹型大腸腫瘍における良・悪性の鑑別. 早期大腸癌 1：183-191, 1997

Summary

Differences Between Early PG-type and NPG-type Colorectal Carcinomas — Including Growth and Progression Patterns

Masahiro Ikegami[1], Shinichi Hirooka,
Mayo Nakamura, Daisuke Aizawa,
Nei Fukasawa, Keishiro Murakami,
Rei Makishima, Hiroko Kimura,
Noriko Hosaka

Early colorectal cancers can be classified into two types according to their cross-sectional configuration, namely, the PG (polypoid growth) type and the NPG (nonpolypoid growth) type. We have catalogued the characteristics of each type of lesion and investigated their growth and progression in the context of colorectal cancer..

The occurrence of NPG carcinomas was relatively rare compared with PG carcinomas ; the latter, in the majority of cases, coexisted with adenomas. NPG carcinomas displayed a high degree of infiltration into the submucosa (SM) while still small compared with PG carcinomas. Based on the distribution of proliferating cells and the quantity of DNA in the mucosa (M), it is surmised that NPG carcinomas are biologically different from PG carcinomas.

Submucosal colorectal carcinomas were classified as either invasive PG submucosal carcinomas (PG SM) or invasive NPG submucosal carcinomas (NPG SM). When NPG SM cases were classified according to the presence or absence of unresected lesions in the submucosa, analysis showed that approximately 64% of submucosal colorectal carcinomas originated from protruding lesions (PG M). If a definite figure must be given for the frequency of submucosal carcinomas that originate from surface lesions (NPG M), then this can conceivably be quite low, at just 18% ; it is surmised that at most the figure would not exceed 36%.

Analysis of colorectal carcinomas that were ≦ 20mm in diameter showed that among lesions that formed advanced carcinomas ≦ 20mm in diameter, 89% originated from NPG SM carcinomas. To summarize, NPG lesions (i.e., mucosal carcinomas) can be heavily implicated in the formation of small (≦ 20mm in diameter) advanced carcinomas.

[1]Department of Pathology, the Jikei University School of Medicine, Tokyo

PG type 隆起型早期大肠癌的定义和判定标准 ——包括与 NPG type 的差异

——从内镜的立场来看

山野 泰穂[1]

久保 俊之

三桥 慧

须藤 豪太

柴田 泰洋

仲濑 裕志

摘要●本文研究了通过使用内镜诊断的大肠癌鉴别 PG/NPG type 的可能性。在笔者所在医院诊治的使用放大内镜观察后切除的病变中，通过实体显微镜观察进行标本切除的大肠腺瘤、早期癌 172 例（包括大肠锯齿状病变）中，提取出隆起型、表面隆起型、凹陷型的病变，将其作为放大内镜所见的特征和病理组织像 PG/NPG type 进行对比。其结果是，在肿瘤性病变和周围正常黏膜的边界部分存在 I 型 pit 的被认为是 PG/NPG type 的鉴别关键，但是根据病例的不同，也有即使是病理资料也不能被严格分类的不确定因素。另外，通过转化研究已经证明大肠肿瘤的发育进展是多样性的，笔者认为在临床上讨论 PG/NPG type 的意义不大。

关键词　**PG type　NPG type　大肠肿瘤　早期大肠癌　腺瘤　放大内镜**

[1] 札幌医科大学医学部消化器内科学講座
〒060–8543 札幌市中央区南 1 条西 16 丁目

前言

为了研究植物和病原体等生物体的生长和发育，可以通过定点观察一个生物体来证实。但是在大肠肿瘤中，在活体内进行定点观察在现实中是不可能的，因此可以根据切除的各种病变的病理组织图像来推测其发生和发育发展，其中之一 是 PG（polypoid growth）type 和 NPG（non-polypoid growth）type。两者之间存在着恶性程度和浸润深度的差异[1, 2]，这些说到底只是在病理组织标本上的研究，本文从内镜的角度试着探讨了 PG/NPG type 鉴别的可能性。

材料和方法

从 2017 年 9 月 1 日到 2018 年 8 月 31 日，在笔者所在医院中使用了实体显微镜，一个内镜医生，他精通放大内镜观察，他在使用了放大内镜观察后做了内镜下切除手术，并且，在通过实体显微镜观察亲自进行标本制备或指示制备的大肠腺瘤、早期癌 172 例病变（包括大肠锯状病变）中，提取出隆起型（0–I 型）、表面隆起型（0–IIa 型）、表面凹陷型（0–IIc 型）的病变，并根据放大内镜所见的特征和病理组织图像中的 PG/NPG type 进行了探讨。

另外，pit pattern 分类遵循了工藤・鹤田分类。关于 III_L 型，采用了只有管状 pit 构成的

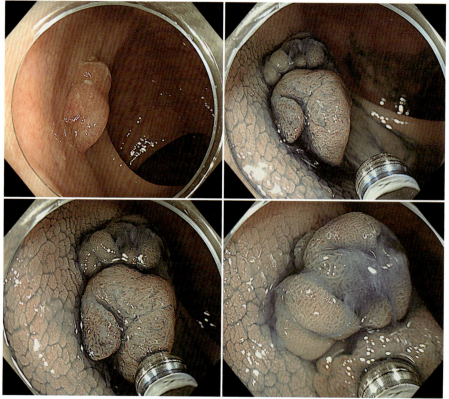

a	b
c	d

图1 ［病例1］70多岁，女性。Rb，直径13mm，0−Isp型病变。最终病理诊断：腺瘤中的腺癌（tub1），pTis

a 常规内镜图像。

b 靛胭脂染色图像。

c 肾上腺素散布后病变肛门侧部分的弱放大图像。

d 靛胭脂染色所见病变口侧的弱放大图像。

III_L−1型pit和管状pit混合的III_L−2型pit进行了亚分类[3]；关于V_I型，采用了轻度、高度不规则的亚分类[4]进行了研究。

另外，PG/NPG type的判定遵循池上的定义[5]。也就是说，"PG type是在剖面形态上，腺瘤、癌在黏膜内增殖，与正常黏膜边缘部接触的肿瘤部位黏膜明显变厚。另外，NPG type在周围正常或过形成性黏膜与肿瘤部位黏膜之间的过渡顺畅，肿瘤部为黏膜的厚度与边缘正常黏膜部位或过形成性黏膜的厚度相比是否相同或更薄"。另外，对难以判定的情况列为不能判定。

病例

［**病例1，图1**］70多岁，女性。

在直肠下部发现直径为13mm的隆起型病变（**图1a**）。靛胭脂染色图像中病变的上升段是肿瘤性的pit，陡峭，并且具有向肛门侧倒下的分叶状病变，被判断为0−Isp型（**图1b**）。肛门侧的pit pattern由大小不同、位置也混乱的V_I型高度不规则pit构成（**图1c**）。口侧虽然稍微有点儿小，但是均匀的pit等距且构成不紊乱，由III_L−1型pit构成（**图1d**）。综上，诊断为腺瘤内癌、浸润深度Tis，实施了内镜下黏膜切除术（endoscopic mucosal resection，EMR）。

标本在肛门侧和口侧反映长轴方向，并且以最大切割面左右切开制片而成。在放大图像中，病变与边缘正常黏膜接触的肿瘤部位黏膜明显比正常黏膜厚，判断为PG type（**图1e、f**）。病

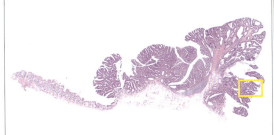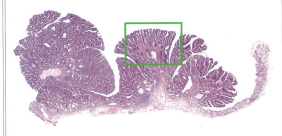

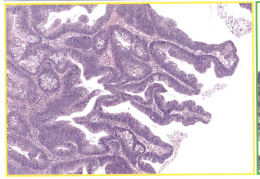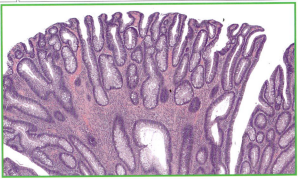

e	f
g	h

图1（续）

e,f 反映肛门侧和口侧的切除标本的左右对称放大镜图像。

g 肛门侧部分的病理组织图像（**e** 的黄色框部分的放大图像）。

h 口侧部分的病理组织图像（**f** 的绿色框部分的放大图像）。

理组织图像显示在肛门侧组织细胞核变小，极性紊乱，有核分裂象，也有构造异型，呈高分化腺癌（**图1g**），口侧保持细胞核极性，缺乏构造异型，判断为腺瘤（**图1h**）。

最终病理诊断为 adenocarcinoma（tub1）in adenoma，pTis，Ly0，V0，HM0，VM0。

［**病例2，图2**］70 多岁，女性。

在乙状结肠发现直径为 15mm 的隆起型病变（**图2a**）。在靛胭脂染色图像中，病变的肛门侧呈上升的 III_L-1 型 pit，陡峭，判断为 0-I s 型（**图2b**）。病变的主体是高密度、较小、稍有失真的 pit，由 V_I 型轻度不规则构成（**图2c**）。综上，经诊断为部分高异型腮腺瘤、腺瘤内癌、浸润深度 Tis，实施了 EMR。

在反映了 III_L-1 型 pit 部分的长轴且最大剖面的放大图像中，病变边缘与正常黏膜部分接触的肿瘤部位黏膜明显比正常黏膜厚，判断为 PG type（**图2d**）。呈 III_L-1 型 pit 的边缘部分可以断定是保持了核极性的腺瘤（**图2e**），但在 V_I 型

轻度不规则的部分，存在核小体变得明显的多层化、极性紊乱，伴随着结构异型性的情况，判断为相当于 tub1~2 的癌（**图2f**）。最终病理诊断为 adenocarcinoma（tub1~2）in adenoma，pTis，Ly0，V0，HM0，VM0。

［**病例3，图3**］60 多岁，男性。

Rb 伴随着轻微的边缘隆起，确认了周围有发红的凹陷型病变（**图3a**）。靛胭脂染色所见凹陷直径为 2mm，呈与周围有明显落差的星芒状凹陷，边缘部分是源自背景正常黏膜的连续性 I 型 pit，判断为 0-II c 型病变（**图3b**）。根据结晶紫染色的放大内镜观察，凹陷内部腺管密度高、呈大小不一的不规则开口，判断为 V_I 型轻度不规则病变。另外，边缘部分从背景正常黏膜连续逐渐过渡成管状，但考虑到伴随炎症细胞浸润所产生的影响，认为其非肿瘤性变化，而是因反应性过度所形成（**图3c**）。综上，判断为 0-II c 型微小早期大肠癌，并实施了 EMR。

病理组织图像是异型细胞在黏膜的所有层

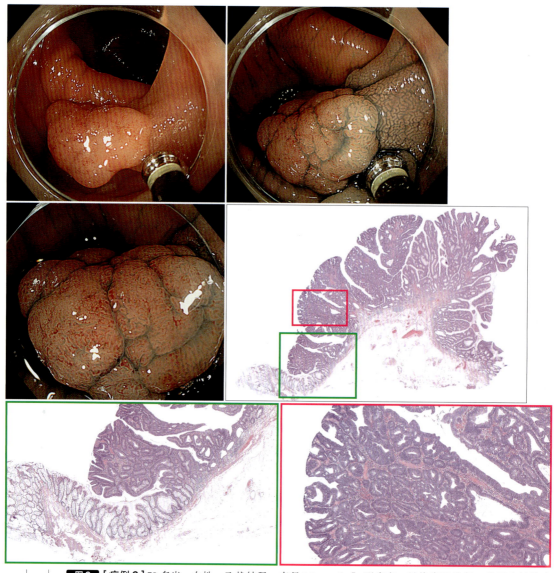

a	b
c	d
e	f

图2 [病例2]70多岁，女性。乙状结肠，直径15mm，0-Ⅰs型病变。最终病理诊断：腺瘤中的腺癌（tub1~2），pTis

a 常规内镜图像。
b 靛胭脂染色所见病变肛门侧部分的弱放大图像。
c 靛胭脂染色所见病变肛门侧中央的偏弱放大图像。
d 切除标本的最大剖面的放大镜图像。
e 肛门侧上升部分的病理组织像（d的绿色框部分的放大图像）。
f 肛门侧偏中央部分的病理组织像（d的红色框部分的放大图像）。

形成了不规则的腺管，在压低黏膜肌层的同时，一部分越过黏膜肌层，浸润深度为pT1a（100μm）（**图3d**）。肿瘤部分与周围正常组织类似，故判断为NPG，最终病理诊断为adenocarcinoma，pT1a，Ly0，V0，HM0，VM0。

[**病例4，图4**]80多岁，女性。

右侧横结肠发现直径为6mm的0-Ⅱa型病变（**图4a**），在靛胭脂染色所见中病变比正常黏膜呈平坦性隆起，发现病变中央凹陷表面有色素沉积（**图4b**）。在放大内镜观察中可见病变边缘

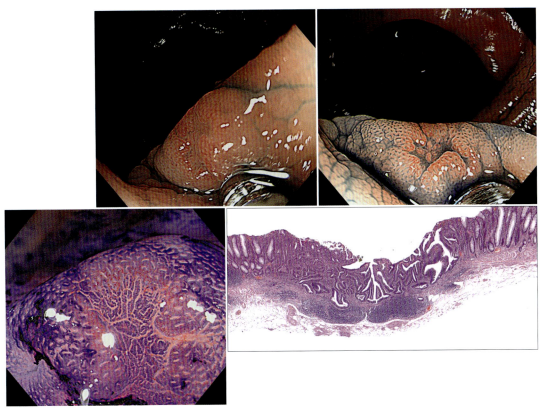

a	b
c	d

图3 [**病例3**]60多岁,男性。Rb,直径2mm,0-Ⅱc型病变。最终病理诊断:腺癌(tub1),pT1a
a 发现时的内镜图像。
b 靛胭脂染色所见的弱放大图像。
c 结晶紫染色后的放大内镜图像。
d 病理组织图像(弱放大)。

的一部分是Ⅰ型pit,主体由混合有Ⅰ型pit的管状pit构成的ⅢL-2型pit构成(**图4c**)。综上所述,判定为低异型型腺瘤,并施行EMR。

病理组织图像显示,低异型性腺瘤与正常腺管形成双层结构,并不断增殖,与周围黏膜厚度相同,存在过渡,判断为NPG type(**图4d、e**)。

[**病例5,图5**]60多岁,男性。

这是一种反转观察,发现LST-NG(laterally spreading tumor nongranular)- flat type病变被认定为Rb直径为13mm,边缘可见假足样结构(**图5a**)。在靛胭脂染色所见中病变变得明显,病变比正常黏膜呈平坦性隆起(**图5b**)。在斯科普正向观察中,病变的肛门侧比口侧的病变高度低平(**图5c**)。根据晶体生物染色的放大内镜观

察,病变口侧结构大小不同,开口部稍有变形,方向性也较混乱的管状pit被判定为ⅤI型轻度不规则,病变边缘处散见圆形的周围覆盖上皮的Ⅰ型pit(**图5d**)。病变肛门侧以伴随周围覆盖上皮的Ⅰ型pit的存在和管状样pit的混合为主体,判断为ⅢL-2型pit(**图5e**)。综上,诊断为腺瘤内癌,并实施了EMR。

病理组织像与低异型性~高异型性腺瘤都有一部分结构异型、极性紊乱的高分化腺癌,黏膜肌层尚存,最终病理诊断为adenoccinoma(tub1)in adenoma、pTis、Ly0、V0、HM0、VM0(**图5f、g**)。在该病变的肛门侧边缘部分,肿瘤腺管通过正常腺管,或者是形成双层结构,逐渐过渡至周围正常黏膜,判断为NPG type

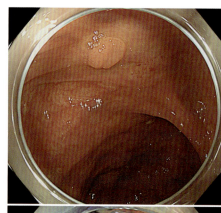

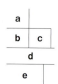

图4 [**病例4**] 80多岁，女性。右侧横结肠，直径6mm，0-Ⅱa型病变。最终病理诊断：低异型腺瘤

a 常规内镜图像。

b 靛胭脂染色所见。

c 靛胭脂染色所见的弱放大图像。

d 切除标本的最大剖面的放大镜成像。

e 病理组织图像（弱放大，**d** 的绿色框部分放大图像）。

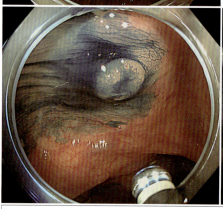

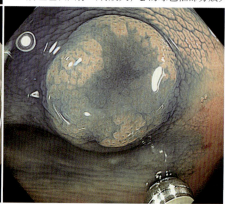

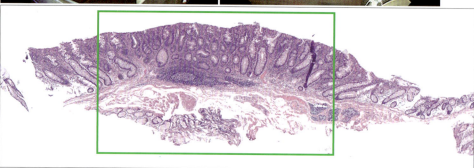

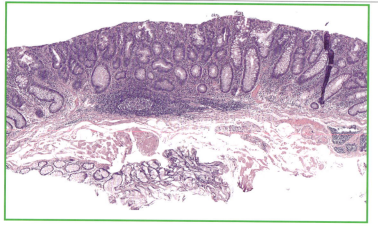

（图5h、i）。与此相对，口侧（图5j）与肛门侧有同样的发展倾向，逐渐过渡至周围正常黏膜，呈现NPG type的发育进展。不过，在口侧的其他部位（图5k），肿瘤腺管和正常腺管呈双层结构，与周围正常黏膜有高低差异的发育，这个病变的发育进展很难用PG/NPG type来判断。

［病例6］80多岁，男性。

上部直肠(Ra)有直径20mm的明显隆起和周围平坦隆起的0-Ⅱa+Ⅰs型或LST-GM(结节混合型)病变（图6a、b）。放大内镜图像中病变整体由Ⅲ$_L$-1型pit构成，病变左侧的上升部分是随覆盖上皮的过度伸展的过度反应形成的pit，呈V$_I$型轻度不规则的肿瘤腺管为浸润性发育（图6c、d）。与此相对，病变右侧的上升部分仅由Ⅲ$_L$-1型pit形成（图6e、f）。综上，判断为腺瘤内癌或高异型性混合的腺瘤，施行了ESD（endoscopic submucosal dissection）。展开标本，固定后进行切片（图6g）。图6h、i为中央部分的放大镜图像。

病理组织诊断为低异型性～高异型性腺瘤，内镜图像中肿瘤呈明显隆起的部分与周围正常黏膜和平坦部分相比，肿瘤逐渐变厚形成顶部，整个隆起部分不只由肿瘤构成，黏膜肌层也比周围高（图6h、i）。

在这个病变的左侧边缘部分，稍微变形的较短长度的肿瘤腺管形成了把正常腺管压向外侧挤压的双层结构，同时逐渐过渡到周围正常黏膜，判断为NPG type的发育进展期（图6j、k）。另一方面，在右侧边缘，肿瘤部分比周围正常黏膜厚，在图6m中，肿瘤腺管存在于黏膜全层，明显判断是PG的发育进展。在其他部位（图6l）肿瘤腺管和正常腺管呈双层结构，逐渐过渡到正常黏膜，这种病变很难用PG/NPG type判断该病变的发育进展。

讨论

研究大肠肿瘤和癌的发育进展，可以在早期预测未来病变，与早期发现或治疗相结合，如今认为这样可以控制大肠癌的发生、死亡率。

就像现在的内镜一样，20世纪80年代的大肠检查还没有通过放大的内镜进行精确诊断，通常是采用通过钡剂灌肠进行造影检查，被手术摘除的病变大多是隆起型病变，也就是所谓的息肉。然后，在找到病变后插入内镜搜索影像学检查发现的病变，发现、切除是常有的事。但是，鉴于无法抑制大肠癌患者死亡的现实，20世纪80年代后期，人们开始讨论什么是导致大肠癌发生真正的早期病变。另外，随着内镜设备的逐步发展，除了隆起型病变之外，flat elevation或flat adenoma的存在也被提出，并且Muto等[6, 7]报告说，这种癌化的例子并不罕见，表面平坦型病变开始受到关注。

在那样的时代背景下，Ikegami[1]提出了PG/NPG type的概念。他为了阐明隆起型早期癌和表面型早期癌的发生、发育、发展方式，从病理剖面形态着眼于在腺瘤及癌黏膜内的增殖方式，"在PG type黏膜内产生的肿瘤比边缘正常黏膜部接触的肿瘤黏膜的厚度明显较厚，NPG type定义为周围正常黏膜或过度增殖的黏膜与肿瘤部位黏膜之间过渡顺畅者，肿瘤部黏膜的厚度边缘正常或与过形成性黏膜的厚度相比几乎相同或更薄"。此外，根据这一分类深入研究的话，NPG type比PG type肿瘤直径小，患癌率、SM癌率、SM浸润深度、血管浸润都有更高的倾向，因为不伴随腺瘤成分的情况多，提示有可能是由de novo癌引起的。因此，如果在临床诊断中也能讨论是源自PG type还是NPG type的话，在预测恶性程度方面也很重要。

但是，PG/NPG type只是病理组织切面上的定义，对于是否能通过常规内镜观察来判断是个疑问。特别是如Ikegami等的定义那样，关于病变与周围正常黏膜接触的部分的正确评估，不单是病变的上升部分有阶梯状，或是陡峭状，还需要以构成该部分的腺管为单位进行判断。为了判断这些，笔者只能使用反映病理组织图像的pit pattern，现有的工藤·鹤田分类也不够充分。更不用说使用NBI（narrow band imaging）的JNET（the Japan NBI Expert Team）分类了，因为不能

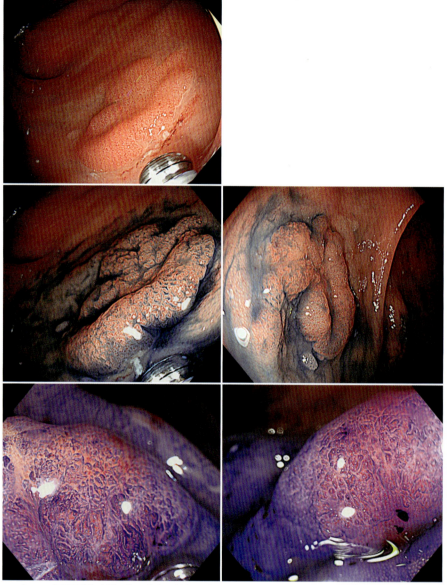

a	
b	c
d	e

图5 [病例5] 60多岁，男性。直肠 Rb，直径 13mm，LST-NG-Flat type。最终病理诊断：腺瘤中的腺癌（tub1），ptis

a 常规内镜图像（反转摄影）。

b 靛胭脂染色图像。

c 靛胭脂染色图像（正向摄影）。

d 结晶紫染色后的口边边缘部的放大内镜图像（反转摄影）。

e 结晶紫染色后肛门侧边缘部的放大内镜图像。

超越 pit pattern 诊断，所以也是不可行的。

这次笔者充分观察了 pit pattern，在使用内镜切除的病例中，提取了在实体显微镜观察下进行切割标本的病例，或委托病理科进行精确切割，以作为初步检查。另外，关于 pit pattern，使用了以前笔者所在机构（秋田红十字医院消化疾病中心及札幌医科大学附属医院消化科内镜中心）内部使用的 III_L 型亚分类。这个亚分类的

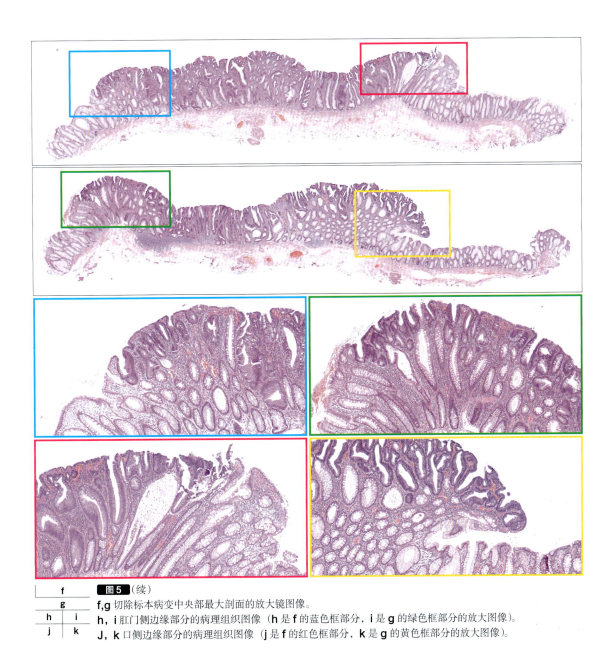

f	
g	
h	i
j	k

图 5（续）

f,g 切除标本病变中央部最大剖面的放大镜图像。

h，i 肛门侧边缘部分的病理组织图像（h 是 f 的蓝色框部分，i 是 g 的绿色框部分的放大图像）。

J，k 口侧边缘部分的病理组织图像（j 是 f 的红色框部分，k 是 g 的黄色框部分的放大图像）。

重点是关注肿瘤腺管和正常腺管之间的关系，特别是Ⅲ_L-2 型 pit 作为 LST-NG 病变的边缘观察被发现的有很多。病理组织图像中，表面呈肿瘤腺管，下层呈正常腺管的双层结构，或正常腺管分布在肿瘤腺管表面[3, 8]。Tamura 等[9] 通过使用腺管分离法分析 LST-NG 病变的边缘部分腺管结构，发现了三角锥体状肿瘤腺管和圆底烧瓶状的正常腺管，笔者推测，这是肿瘤腺管在病变边缘发展时，在正常腺管的表层部分进入间隙发育

进展的结果。

那么，以这些知识为基础，思考一下这次提出的 6 例病例吧。［**病例 1、2**］在肉眼形态上明显是隆起型，其上升部分是Ⅲ_L-1 型和肿瘤性 pit，未观察到Ⅰ型 pit。病理组织图像符合 Ikegami 等提出的 PG type 的定义。［**病例 3**］有明显的落差，即所谓平坦的星芒状凹陷，在凹陷边缘，Ⅰ型 pit 和肿瘤 pit 的边界与这个平面一致。另外，病理组织图像也符合典型的 NPG type

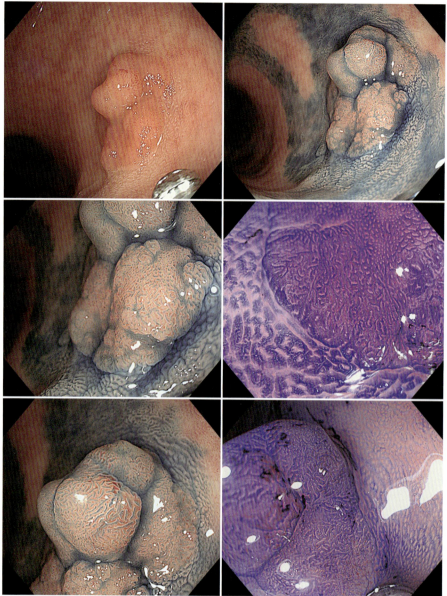

a	b
c	d
e	f

图6 [**病例6**] 80多岁，男性。Ra，直径 20mm，0-Ⅱa+Ⅰs 型或 LST-GM（结节混合型）。最终病理诊断：低异型性~高异型性腺瘤

a 常规内镜图像。

b 靛胭脂染色图像。

c 靛胭脂染色后病变左侧的弱放大图像。

d 结晶紫染色后病变左侧的强放大图像。

e 靛胭脂染色后病变右侧的弱放大图像。

f 结晶紫染色后病变右侧的强放大图像。

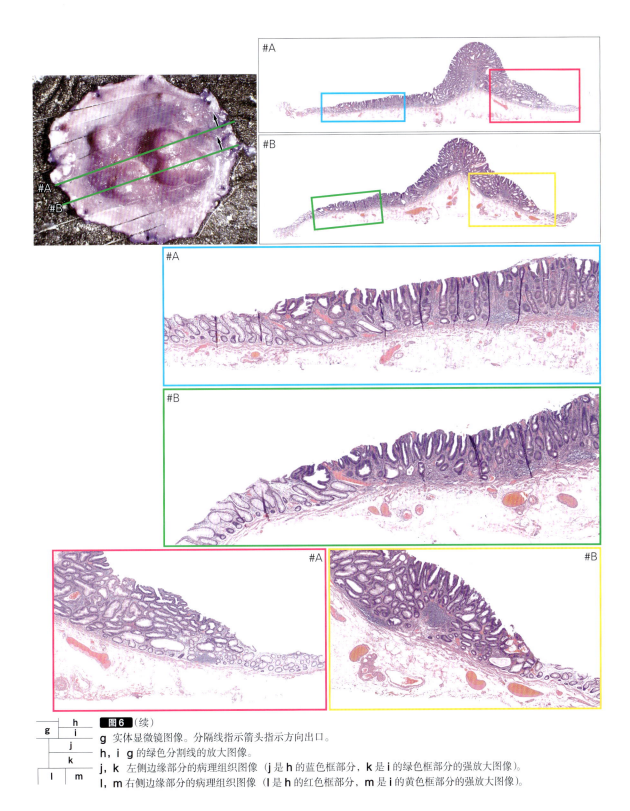

图6（续）

g 实体显微镜图像。分隔线指示箭头指示方向出口。

h，i g 的绿色分割线的放大图像。

j，k 左侧边缘部分的病理组织图像（j 是 h 的蓝色框部分，k 是 i 的绿色框部分的强放大图像）。

l，m 右侧边缘部分的病理组织图像（l 是 h 的红色框部分，m 是 i 的黄色框部分的强放大图像）。

的定义。关于以上 3 例，肉眼形态、放大内镜所见、病理组织图像结果一致，通过内镜可以鉴别 PG/NPG type。

另一方面，通过色素撒布观察到 ［**病例 4**］ 病变部位黏膜明显比正常黏膜厚，但是在放大内镜观察中，在边缘上升部位发现了 I 型 pit，内部也是由 I 型 pit 和管状 pit 混合构成的，在病理组织图像中，边缘部分也发现了双层构造，从边缘到肿瘤部都有顺畅的过渡，是 NPG type。肿瘤性病变的边缘部分，特别是在病变表面，有时会伴随着间质的炎症细胞浸润和反应性的变化，因此指出同部分是否存在 I 型 pit 是 PG/NPG type 鉴别的重点。

接下来是 ［**病例 5、6**］，这些都是疑难的。［**病例 5**］ 在肉眼形态上判断是隆起型，虽然是 PG type，但据放大内镜观察结果可以发现其边缘部分存在 I 型 pit，边缘部分的病理组织图像具有肿瘤腺管和正常腺管的双层构造和顺畅的过渡，黏膜与接触部分的非肿瘤黏膜厚度相同，根据以往的知识判断为 NPG type，也有诊断为 PG type 的部分，很难理解是制作标本上的问题还是发育进展的问题。另外，在 ［**病例 6**］ 中，病变右侧也有明显的隆起，肉眼形态为隆起型，由 III$_L$-1 型 pit 组成，病理组织图像也显示肿瘤成分明显比边缘正常黏膜厚，和其他切片一样，在同一部分连续的地方，笔者发现了双层结构和平稳的过渡。另外，病变左侧是 NPG type，与 PG type 的发育有矛盾。而且，隆起的部分也并非全部由肿瘤腺管构成，黏膜肌层也参与到形态的构成。通过这两个例子我们得知，PG/NPG type 可能无法被严格分类，考虑到也存在受到人为影响的可能性。此外，该 PG/NPG type 概念的基础是认为肿瘤从发生到增大或癌化都处于一个系列的过程中，像 ［**病例 5、6**］ 那样，尽管只有一种病变，但如果真的同时有 PG/NPG type 两种类型的话，就会从概念上成为根本矛盾。

在只进行普通内镜观察和病理组织图像分析的时代，作为研究大肠肿瘤的发育进展的尝试，PG/NPG type 的概念被提出，笔者认为这是

巨大的功绩。但是，现在可以进行高精度的放大内镜观察和更逼近真实病理组织图像的超放大内镜观察，病理组织学不仅可以通过 HE 染色成像，还可以通过各种免疫组织化学染色进行研究，另外，现在已经进入了可以通过转化性研究进行遗传学分析的时代。这些分析的结果表明，大肠肿瘤具有多样性，笔者[10]也报告了即使在同一病变内，由于放大内镜观察结果的不同，基因变异也存在异质性。在当今社会，将 PG/NPG type 作为临床诊断来谈绝不是毫无意义的，遗憾的是，笔者认为它对诊断的贡献越来越少了。针对放大内镜观察到的，在分类中也没有被包含的观察结果作为病理组织图像以及肿瘤的意义上进行思考，这不是更重要吗？

结语

从内镜诊断的角度出发，本文探讨了 PG/NPG type，笔者认为更重要的是注意在病变的边缘上升部分的 I 型 pit。但是，PG/NPG type 始终是病理组织分类方面的概念，暗示了其中含有临床上的不确定因素。另一方面，考虑到最近使用在 cold snare polypectomy 切除大肠瘤的风潮，也不免让人有一种回到 20 世纪 80 年代以前的感觉，不知道日本内镜学发展历史的一代人也在成长，笔者认为结合 PG/NPG type 的概念来观察病变对年轻一代来说可能是有意义的。

参考文献

[1] Ikegami M. A pathological study on colorectal cancer : From de novo carcinoma to advanced carcinoma. Acta Pathol Jpn 37 : 21-37, 1987

[2] 下田忠和, 池上雅博, 鄭鳳鉉, 他. 早期大腸癌の病理学的検討. 胃と腸 22 : 967-976, 1987

[3] 山野泰穂, 松下弘雄, 黒田浩平, 他. いわゆる側方発育型腫瘍における治療法選択のための質的診断 : 内視鏡診断—拡大内視鏡を中心に. 胃と腸 40 : 1759-1769, 2005

[4] 工藤進英, 倉橋利徳, 樫田博史, 他. 大腸腫瘍に対する拡大内視鏡観察と深達度診断—箱根シンポジウムにおける V 型亜分類の合意. 胃と腸 39 : 747-752, 2004

[5] 池上雅博. PG, NPG（polypoid growth, non polypoid growth）. 胃と腸 47 : 822, 2012

[6] Muto T, Kamiya J, Sawada T, et al. Small "flat adenoma" of the large bowel with special reference to its clinicopathologic

features. Dis Colon Rectum 28 : 847–851, 1985

[7] 武藤徹一郎, 安達実樹, 澤田俊夫, 他. 大腸小早期癌の内視鏡的ならびに組織学的特徴—特に "flat elevation" とIIaとの関連について. 胃と腸 22 : 397–406, 1987

[8] 松下弘雄, 山野泰穂, 吉川健二郎, 他. LSTの拡大所見と発育進展. 臨消内科 30 : 1163–1173, 2015

[9] Tamura S, Furuya Y, Tadokoro T, et al. Pit pattern and three–dimensional configuration of isolated crypts from the patients with colorectal neoplasm. J Gastroenterol 37 : 798–806, 2002

[10] Harada T, Yamamoto E, Yamano HO, et al. Surface microstructures are associated with mutational intratumoral heterogeneity in colorectal tumors. J Gastroenterol 53 : 1241–1252, 2018

Summary

Definition and Endoscopic Diagnostic Criteria for PG Type Early Cololectal Tumors — Including Differences from NPG Type Tumors

Hiro-o Yamano[1], Toshiyuki Kubo,
Kei Mitsuhashi, Gota Sudo,
Yasuhiro Shibata, Hiroshi Nakase

We examined the possibility to differentiate polypoid growth type (PG)/non-polypoid growth type (NPG) of colorectal tumors by endoscopic diagnosis. The samples were 172 colorectal adenomas and early-stage cancer lesions (including serrated lesion), which were observed by both magnifying endoscopy *in vivo* and stereomicroscopy *in vitro* at Department of Gastroenterology and Hepatology, Sapporo Medical University School of Medicine. Protruded, flat-elevated, and depressed lesions were extracted from these lesions. The characteristics of magnifying endoscopic findings were compared with histopathology, in particular we focused on whether the developmental progress of the marginal part of the lesion was polypoid growth or non-polypoid growth. As a result, PG/NPG could be differentiated by confirming the intercalation of type I pit at the boundary between the neoplastic lesion and surrounding normal mucosa. However, some cases contain uncertain factors that cannot be determined. Moreover, PG/NPG has been considered to have a lesser significance in clinical research because of diversity in the developmental progress of colorectal tumors, which is proven by translational research.

[1]Department of Gastroenterology and Hepatology, Sapporo Medical University School of Medicine, Sapporo, Japan

PG type 隆起型早期大肠癌的肠道 X 线造影诊断

入口 阳介[1]

小田 丈二

水谷 胜

富野 泰弘

山里 哲郎

依光 展和

园田 隆贺

大岛 奈奈

岸 大辅

清水 孝悦

桥本 真纪子

中河原 亚希子

并木 伸[2]

长滨 起亚[3]

山村 彰彦[4]

细井 董三[1]

摘要●本文针对 PG type 隆起型早期大肠癌的肠道 X 线造影检查的深度诊断进行了研究。首先根据肉眼观形态的不同，将其分为分叶型和单结节型，腺瘤并存率分别为 83.5% 和 59.3%。在分叶型中，根据分叶间有无开大或凹陷划分，pT1b（SM ≥ 1000μm）分别为 88.9% 和 7.6%。在单结节型中，根据表面平滑和不规则划分，pT1b（SM ≥ 1000μm）分别为 5.1% 和 32.8%。在针对侧面图像的研究中，肿瘤直径为 10～20mm，且 SM ≥ 2000μm 的 28 例中，有 20 例（71.4%）出现了侧面变形。侧面变形仅在同时出现了暗示硬化所见的线性化和伸展不良的凹陷变形时，诊断为伴随 SM 深部浸润而产生的侧面变形。对于隆起型早期大肠癌的肠道 X 线造影检查，为了明确有无凹陷和有无分叶间的开大，使钡剂流到顶部，改变钡剂的量，拍摄正面图像、侧面图像并反复进行体位变换，实时确认是否为具有再现性的变形并进行拍摄是很重要的。

关键词　大肠癌　PG type　浸润深度　隆起型　肠道 X 线造影

[1] 東京都がん検診センター消化器内科　〒183-0042 東京都府中市武蔵台 2 丁目 9-2
　　E-mail : yousuke_iriguchi@tokyo-hmt.jp
[2] 都立多摩総合医療センター消化器内科
[3] 昭和大学藤が丘病院消化器内科
[4] 東京都がん検診センター検査科

前言

近年来，内镜设备的发展突飞猛进，从放大内镜到特殊光内镜，再到超放大内镜和人工智能诊断设备等都开始在市场上销售[1-7]。另一方面，由于 X 线检查大肠 CT[8] 正在普及，所以肠道 X 线造影检查在全日本范围内使用数量显著减少，现在只在数量有限的机构内继续进行[9-13]。笔者所在医院也是其中之一，在大肠内镜检查中发现怀疑 SM 浸润的早期癌或进展期癌的任何病变时，静养后，当天进行肠道 X 线造影检查，以便确定治疗方案，进行深度诊断和正确的位置诊断。本文的主题是 PG type 隆起型早期大肠癌[14, 15]，表面性状难以显示 SM 深部浸润状态，因为容易嵌套，所以在内镜治疗后很容易追加肠切除术。因此本文探讨了肠道 X 线造影检查进行深度诊断的有效性[16-22]。

对象和方法

以在笔者所在医院过去 10 年诊治过的大肠癌 3721 例（pM: 2265 例；pSM: 695 例）中的 PG type 隆起型早期大肠癌（0-Is，0-Isp 型）671 例（pM: 543 例；pSM: 128 例）为研究对象，观察了肿瘤直径和浸润深度（**表1**）。接着，

表1 PG type 隆起型（0-Is、0-Isp 型）早期大肠癌的肿瘤直径和浸润深度

浸润深度	肿瘤直径						合计
	5mm 及以下	6~10 mm	11~15 mm	16~20 mm	21~30 mm	31mm 及以上	
Tis（M）	1	59	203	197	70	13	543
T1a（SM≤1000μm）	0	7	12	11	6	1	37
T1b（SM>1000μm）	0	6	26	36	18	5	91
合计	1	72	241	244	94	19	671

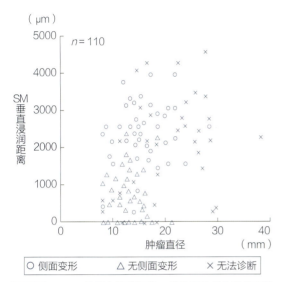

图1 PG type 早期大肠癌肠道 X 线造影检查的肿瘤直径和 SM 垂直浸润距离

○ 侧面变形　△ 无侧面变形　× 无法诊断

据内镜图像和肠道 X 线造影图像的肉眼观形态等分类为分叶型和单结节型，研究了深度问题。针对分叶型研究了与分叶间的开大/凹陷［病例1、2］的关系，针对单结节型研究了与平滑［病例3］与不平整［病例4］的关系。进一步探讨了有无腺瘤并存。

在肠道 X 线造影检查中的侧面图像的研究中，以能充分评估 X 线图像的 110 例为对象，研究了侧面变形和深度的关系。在对侧面图像的分析中，只有在同时发现暗示硬化的直线化和暗示伸展不良的凹陷变形的情况下才诊断为伴随 SM 深部浸润的侧面变形［病例1、3、4］。另外，侧面变形即使进行了体位变换也必须具有再现性为必要条件。将完全未变形的情况作为无变

形，在皱襞上存在的情况和皱襞明显表现出的凹陷变形不能诊断［病例2］，研究了肿瘤直径和 SM 浸润深度的关系（图1）。

结果

1. PG type 隆起型早期大肠癌的肿瘤直径和浸润深度（表1）

SM 浸润率为：5mm 及以下：0%；6~10mm：18.1%（13/72）；11~15mm：15.8%（38/241）；16~20mm：19.3%（47/244）；21~30mm：25.5%（24/94）；31mm 及以上：31.6%（6/19）。随着肿瘤直径变大，SM 深部浸润率增高。

2. PG type 隆起型早期大肠癌肉眼形态差异的深度诊断（表2）

1）分叶型共 393 例（pTis：311 例；pT1a：23 例；pT1b：59 例）

腺瘤并存率高达 83.5%（328/393）。在发现分叶间开大或凹陷的 36 例［病例1、2］中，pTis 为 2 例（5.6%），比例较低，pT1b 为 32 例（88.9%），比例较高。另一方面，在未发现分叶间的开大/凹陷的 357 例中，pTis 为 309 例（86.6%），比例较高，但在 27 例（7.6%）中发现了 T1b。

2）单结节型 278 例（pTis：232 例；pT1a：14 例；pT1b：32 例）

腺瘤并存率为 59.3%（137/231），比分叶型低。

平滑［病例3］和不规则［病例4］的浸润深度。平滑：pTis：197 例；pT1a：6 例；pT1b：11 例。不规则：pTis：35 例；pT1a：8 例；pT1b：

表2 PG type 隆起型（0-Is、0-Isp 型）早期大肠癌的肉眼观形态和浸润深度

肉眼形态		浸润深度			合计
		Tis (M)	T1a (SM≤1000μm)	T1b (SM > 1000μm)	
分叶型	分叶间 有开大	2	2	32	36
	无开大	309	21	27	357
单结节型	平滑	197	6	11	214
	不整	35	8	21	64
合计		543	37	91	671

21 例。平滑的 214 例中有 197 例（92.1%）为 pTis，而 pT1b 的比例很低，仅为 5.1%。不规则的 64 例中 35 例（54.7%）为 pTis，与 pT1b 的 21 例（32.8%）相比，比例较高。

3. 侧面变形的研究（图 1）

侧面变形的研究对象是在内镜检查中怀疑有 SM 浸润而进行肠道 X 线造影检查的 110 例。深度的结果为：pTis：13 例；pT1a：23 例；pT1b：74 例。从肉眼观形态的差异来看，分叶型 67 例（pTis：7 例；pT1a：13 例；pT1b：47 例），单结节型 43 例（pTis：6 例；pT1a：10 例；pT1b：27 例）。从 SM 浸润距离与肿瘤直径的关系探讨侧面变形。侧面图像可分为①侧面变形，②无变形，③不可评价 3 种。

通过侧面图像对 pT1b 的浸润深度进行诊断，在肿瘤直径为 10～20mm 且 SM 浸润深度为 2000μm 以上的 28 例中，发现 20 例（71.4%）有凹陷直线化的侧面变形，这非常有用。通过 PG type 隆起型早期大肠癌的侧面变形进行浸润深度诊断，在肿瘤直径为 10～20mm 的情况下是有用的，特别是当 SM 浸润深度达到 2000μm 以上时，可发现明显的侧面变形。

病例

[**病例 1，图 2**] 肠道 X 线造影检查　正面图像：分叶型、分叶间开大（凹陷）。侧面图像：凹陷直线化（SM 深部浸润），乙状结肠，0-Is，10mm×8mm×5mm，pT1b（SM 3250μm），Ly1，V2，pN1（+）。

肠道 X 线造影图像　大小为 1cm 的分叶型 0-Is 型病变（**图 2a**），在周围有钡的正面图像中，分叶间张开呈平坦的凹陷状（**图 2b**）。在侧面图像中，立面陡峭以及顶部不是圆形的而是平坦的，侧面变形表明 SM 深部浸润的凹陷 + 直线化（**图 2c**）。

内镜图像　在大小为 10mm 的分叶型 0-Is 型病变中（**图 2d**），在分叶间张开并严重凹陷的内部发现小结节（**图 2e**，黄色箭头）。在结晶紫染色观察发现，隆起的边缘是Ⅳ型～Ⅲ_L 型 pit 腺瘤（**图 2f**），张开的分叶间发现染色不良的肉芽状小结节和周围的 V_1 型高度不规则区域（**图 2g**），诊断为 SM 深部浸润癌，并施行了腹腔镜下肠切除术。

腹腔镜下肠切除术标本（映射）分叶间发现严重塌陷，SM 深部浸润（**图 2h**）。

病理组织学诊断　为管状绒毛状腺瘤中的中分化腺癌。分叶型的隆起是腺管绒毛状腺瘤，顶部的分叶间开放有着非常平坦的凹陷，中分化腺癌在 SM 层浸润了 3250μm，Ly1，V2，pN1（+）（**图 2i**）。

本病例中，分叶间的开大和平坦、凹陷、隆起所见的形成如**图 2j** 所示。

[**病例 2，图 3**] 肠道 X 线造影检查　正面图像：分叶型·分叶间开大。侧面图像：不可评价，直肠 Ra，0-Isp，7mm×7mm×5mm，pT1b（SM 2150μm），Ly0，V0，pN0。

肠道 X 线造影图像　大小为 7mm 的分叶型 0-Isp 型病变（**图 3a**）中，积有钡的正面图像

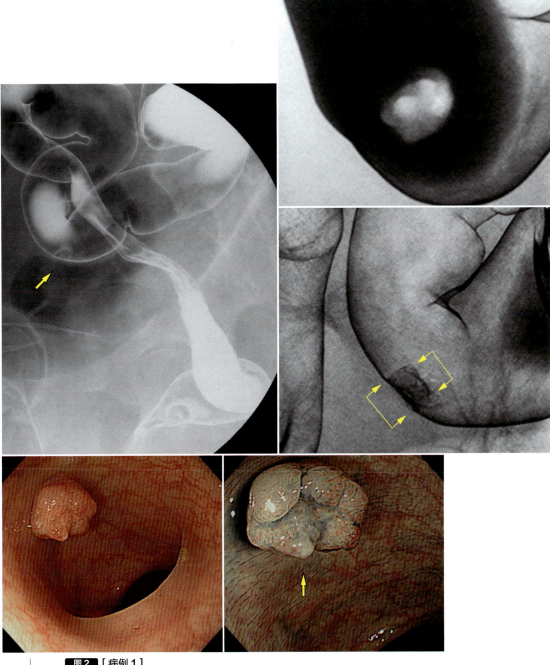

图2 ［病例1］

a 肠道 X 线造影图像（分叶型）。乙状结肠发现约 1cm 的透亮像（黄色箭头）。

b 肠道 X 线造影正面图像。周围积钡是分叶型隆起，发现分叶间的开大。

c 肠道 X 线造影侧面图像。具有陡峭上升的 0-Ⅰs 型病变。顶部平坦。发现伴随轻度凹陷和明显直线化的侧面变形（黄色箭头）。

d 常规内镜图像。发现约 1cm 的 0-Ⅰ型隆起病变。

e 靛胭脂染色图像。分叶间开大，凹陷内发现小结节（黄色箭头）。

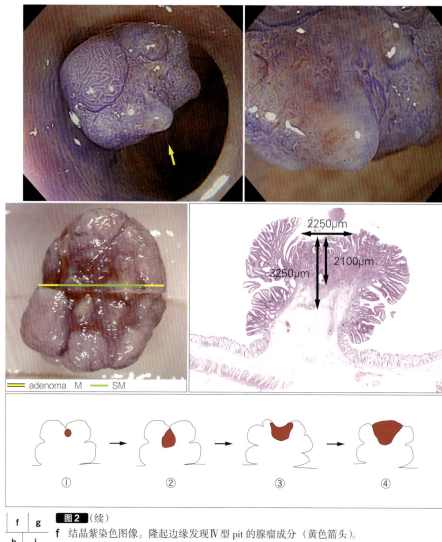

f	g
h	i
j	

图2（续）

f 结晶紫染色图像。隆起边缘发现Ⅳ型 pit 的腺瘤成分（黄色箭头）。

g 结晶紫染色图像。在分叶间的开大部分，在染色不良的肉芽状小结节处及周围发现 V_I 型高度不规则区域。

h 切除标本（映射，施行腹腔镜下肠切除术）。

i 病理组织图像。管状绒毛状腺瘤中的中分化腺癌。0-Ⅰs 型 10mm×8mm×5mm，Ly1，V2，pN1（＋），pT1b（SM 3250μm）。

j 分叶型 0-Ⅰs 型病变〔病例1、2〕的发育进展。在由腺瘤构成的分叶间，癌组织（红色部分）发生（①）增殖（②），从而分叶间张开形成平坦、凹陷、隆起（③，④）。

显示，分叶间开大了。侧面图像中被认为是陡峭的直立分叶型，侧面变形在比病变更宽的范围内发现凹陷变形，由于缺乏再现性，因此无法评估（**图3b**）。

　　常规内镜图像　为一个大小为 7mm 的分叶型隆起（**图3c**），用靛胭脂染色后分叶间的开大变得清晰（**图3d**）。在 NBI（narrow band imaging）放大内镜图像中，分叶型隆起的血管呈树枝状，JNET（the Japan NBI Expert Team）分类为 Type 2A～2B，开大分叶间的平坦部分因高度不规则而被诊断为 Type 3（**图3e**）。在结晶紫染色图像中，于边缘隆起部位发现了Ⅲ～Ⅳ型 pit（**图3f**）。

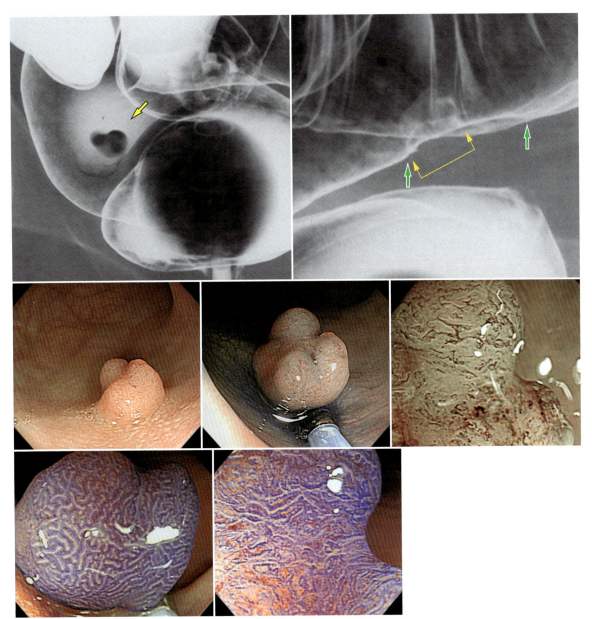

a	b
c	d	e
f	g

图3 [病例2]

a 肠道 X 线造影图像（分叶型）。直肠 Ra 发现 7mm 大小的分叶型隆起病变（黄色箭头）分叶间敞开着。

b 肠道 X 线造影侧面图像。由于在病变范围（黄色箭头）之外的较大范围内发现凹陷（绿色箭头），且没有再现性，因此不能诊断为 SM 深部浸润引起的变形。无法深入评估。

c 常规内镜图像（分叶型）。7mm 的分叶型 0–I sp 型病变。

d 靛胭脂染色图像。在分叶间扩大中央发现平坦的凹陷。

e NBI 放大内镜图像。分叶型隆起的血管呈树枝状，JNET 分类为 Type 2A ~ 2B，大叶间的凹陷高度不整齐，诊断为 Type 3。

f 结晶紫染色图像。隆起边缘发现 Ⅲ ~ Ⅳ 型 pit，发现存在腺瘤成分。

g 结晶紫染色图像。在大面积的分叶间可以看到 V_1 型高度不整齐 pit 区域。

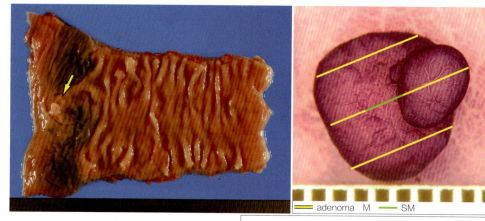

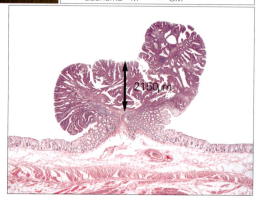

```
h   i
 ──┼──
    j
```

图3（续）

h 新鲜切除标本（施行腹腔镜下肠切除术）。

i 切除标本（映射，施行腹腔镜下肠切除术）。发现 pT1b（SM 2150μm）的浸润与分叶间的开孔凹陷部位一致。

j 病理组织图像。高分化至中分化管状腺癌伴直肠管状腺瘤。Ra，Isp，7mm×7mm×5mm，pT1b（SM 2150μm），Ly0，V0，pN0。

在大面积的分叶间，发现了 V_I 型高度不整齐 pit 的区域（**图3g**）。

新鲜切除标本 SM 深部浸润癌，施行了腹腔镜下肠切除术（**图3h、i**）。

病理组织学诊断 高分化至中分化的管状腺癌伴管状腺瘤。分叶型隆起是腺瘤～高分化腺癌，在大的分叶间的平坦部分，高～中分化腺癌浸润为 SM，2150μm，Ly0，V0，pN0（**图3j**）。

［**病例3，图4**］**肠道 X 线造影检查** 正面图像：单结节型，有褶皱的带状图像。侧面图像：凹陷直线化（SM 深部浸润），乙状结肠，0-Isp，16mm×10mm×6mm，pT1b（SM 2750μm），Ly0，V1，pN0。

肠道 X 线造影图像 为 16mm 的 0-Is 型病

变（**图4a**），确认单结节型、病变基底部有褶皱的拉伸处（**图4b**）。在侧面图像中，发现陡峭上升的边缘和凹陷直线化的侧面变形（**图4c**）。

内镜图像 呈褪色调的半球状 0-Isp 型（**图4d**），靛胭脂染色后，虽然呈球状，但突出倾向明显（**图4e**）。在结晶紫染色图像中发现整体伴随轻度失衡的 III_L～IV 型 pit（**图4f**）。

切除标本（映射）诊断为 SM 深部浸润癌，实施了腹腔镜下肠切除术。中央部位 SM 深部浸润，SM 层深部发现存在黏液癌（**图4g**）。

病理组织学诊断 无腺瘤的乳头状腺癌。well>>muc，0-Isp，16mm×10mm×6mm，SM 2750μm，Ly0，V1，pN0（**图4h**）。

［**病例4，图5**］**肠道 X 线造影检查** 正面图

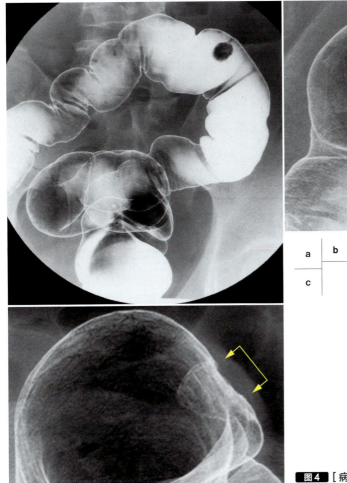

図4 [病例3]

a 肠道X线造影图像（单结节型）。在乙状结肠中发现大小为16m的透亮像。

b 肠道X线造影图像。有陡峭上升的0-Is型病变。没有明显的分叶倾向，呈单结节型，向病变基底部皱襞集中。

c 肠道X线造影侧面图像。发现轻微凹陷和不整齐直线化（黄色箭头），诊断为SM深部浸润。

像：单结节型，隆起表面有钡斑点，不整齐。侧面图像：凹陷直线化（SM深部浸润），CD-10阳性，直肠，0-Is，13mm×11mm×4mm，pT3，Ly1，V3（A），pN0。

肠道X线造影图像 发现大小为13mm的透亮像，发现表面有不整齐的钡阴影斑（**图5a**）。侧面图像显示在两个侧面都发现了凹陷直线化，诊断为SM深部浸润癌（**图5b、c**）。

内镜图像 第一次常规观察中发现了13mm大小发红的0-Is型病变（**图5d**），隆起的上升结构有边缘，呈两段隆起状。在1个月后的精密检查中，常规内镜和靛胭脂染色图像中伴随着白色的渗出物，表面粗糙、不整齐（**图5e、f**）。在结晶紫染色图像中，观察到舌状隆起成分的延伸（**图5g**，黄色箭头），边缘隆起的上升部分并非肿瘤，隆起表面在很宽的范围内观察到V_1型高度不整齐 pit。

新鲜切除标本 施行了腹腔镜下肠切除术

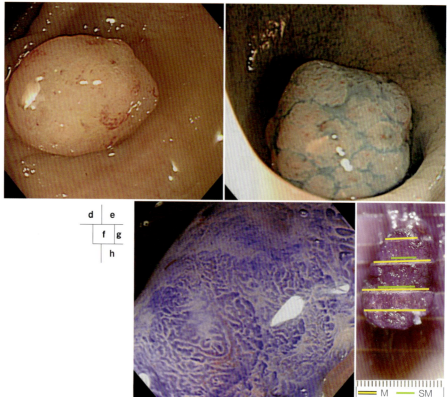

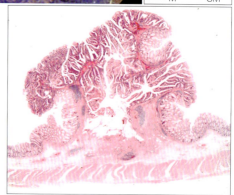

图4（续）

d 常规内镜图像（单结节型）。16mm 的褐色调半球形 0–Isp 型病变。

e 靛胭脂染色图像。发现腺瘤的表面构造发生沟状变化。呈光滑半球形，但有突出倾向。

f 结晶紫染色图像。隆起表面发现 III_L ~ IV 型 pit。

g 切除标本（映射，施行腹腔镜下肠切除术）。

h 病理组织图像。无乙状结肠腺瘤成分的乳头状腺癌。0–Isp，16mm × 10mm × 6mm，well>>muc，T1b（SM 2750μm），Ly0，V1。

（**图5h**）。

在映射图像中发现，隆起边缘处有黏膜内癌，在中央有大范围 SM 深层浸润（**图5i**）。

病理组织学诊断 与周围黏膜的边界部在大范围内是 NPG type，但边缘的一部分是隆起成分，发现 PG type 的区域（**图5j~m**）。诊断为无腺瘤的中分化管状腺癌。0–Is，13mm × 11mm × 4mm，pA，Ly1，V3（A），pN0，小肠型。

讨论

近年来，大肠内镜检查和治疗变得更加安全，对于 10mm 以下的小息肉，可以选择术后出血风险低的手术方式。另外，在 PG type 的隆起型早期大肠癌中，无论肿瘤直径如何，SM 深部浸润率都低至 19.1%（**表1**），由于表面性状提示 pT1b（SM≥1000μm）的观察结果也很容易被发现，所以内镜治疗往往是第一选择。因此，通过

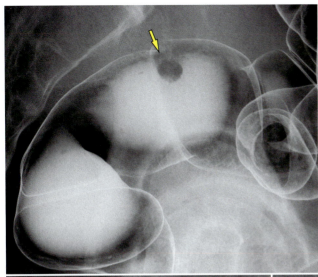

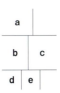

图5 ［病例4］

a 肠道X线造影图像（单结节型）。直肠乙状结肠过渡部位发现约1cm的透亮像（黄色箭头）。表面发现了钡阴斑。

b，c 肠道X线造影侧面图像。在两侧侧面图像中发现了凹陷和不整齐直线化（黄色箭头），诊断为SM深部浸润。

d 常规内镜图像（初次，单结节型）。初次内镜检查发现尺寸为13mm的斑点等发红色调0-Ⅰ型隆起病变。

e 常规内镜图像（1个月后）。表面上带有白色调的渗出物，显示不整齐。

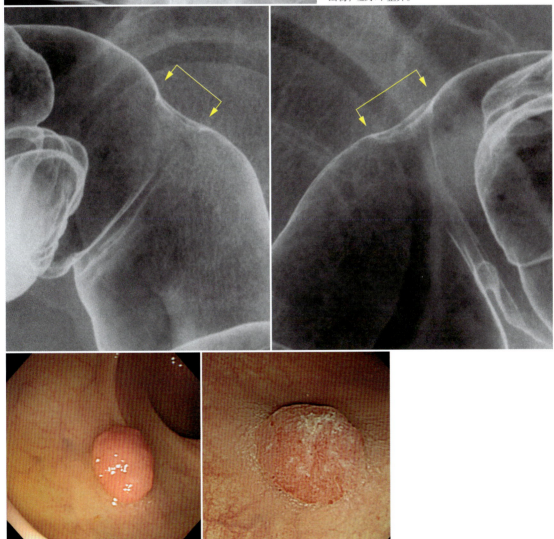

图5（续）

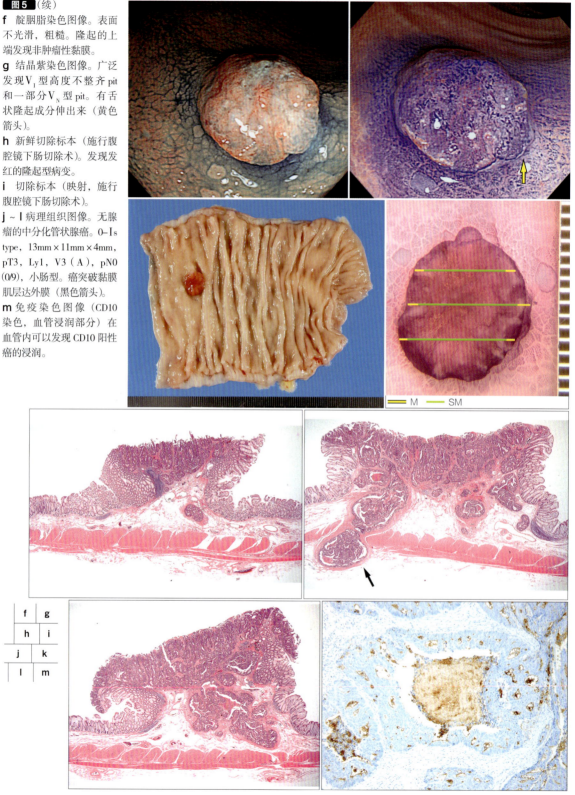

f 靛胭脂染色图像。表面不光滑，粗糙。隆起的上端发现非肿瘤性黏膜。

g 结晶紫染色图像。广泛发现V_I型高度不整齐pit和一部分V_N型pit。有舌状隆起成分伸出来（黄色箭头）。

h 新鲜切除标本（施行腹腔镜下肠切除术）。发现发红的隆起型病变。

i 切除标本（映射，施行腹腔镜下肠切除术）。

j ~ l 病理组织图像。无腺瘤的中分化管状腺癌。0-Is type，13mm×11mm×4mm，pT3，Ly1，V3（A），pN0（0/9），小肠型。癌突破黏膜肌层达外膜（黑色箭头）。

m 免疫染色图像（CD10染色，血管浸润部分）在血管内可以发现CD10阳性癌的浸润。

内镜治疗后的病理组织学诊断，首次判明是 SM 深部浸润癌，需要追加肠切除术的病例也不少。基于此，本文研究了肠道 X 线造影检查对 PG type 隆起型早期大肠癌的深度诊断意义。

笔者所在医院在大肠内镜检查中，在怀疑 pSM 或更深的情况下，当天实施肠道 X 线造影检查，以利于选择治疗方案。因此，本次研究以内镜检查中怀疑 pSM 的 110 例为研究对象，根据肉眼观形态的不同，分为分叶型和单结节型进行了研究（表2）。在分叶型中，特别是在分叶间的开口处发现凹陷的病例［病例1、2］和肿瘤直径较大而不能观察整体图像的病例，在单结节型［病例3、4］中，对于伴有表面性状和不规则形态的病例，积极实施肠道 X 线造影检查。其结果是，分叶型的腺瘤并存率高，如果癌组织发生发育，由腺瘤构成的分叶就会扩大，形成平坦、凹陷、隆起（图1）。在出现这种形态变化的 36 例中，有 32 例（88.9%）是 pT1b（SM≥1000μm），但是，在未发现分叶间开口的 27 例中，也发现了 pT1b（SM≥1000μm）。因此，在确认了分叶间的开大的情况下，pT1b（SM≥1000μm）的可能性很高，而在单结节型中，如果是平滑的，没有不规则的话，则 92.1% 是 Tis。

因此，对 PG type 隆起型早期大肠癌中 SM 深部浸润的侧面变形进行了分析，发现很多病例都存在由硬化造成的直线化和提示伸展不良的凹陷构成的变形。因此，将凹陷 + 直线化作为 pT1b 浸润的侧面变形进行了讨论。结果，在肿瘤直径为 10～20mm 且 SM 浸润距离在 2000μm 以上的 28 例病变中，可以对 20 例（71.4%）进行正确的深度诊断［病例1，图2］［病例2，图3］［病例3，图4］。但是，通过侧面变形的诊断，在肿瘤直径小于 10mm 的情况下，没有发现有意义的变形［病例2］。

在图像的深度诊断中，根据伴随壁浸润的变化和发育进展的肉眼观形态的时间变化进行分析。［病例4］虽然是短期的病例，但由于癌的 SM 层浸润，有明显的侧面变形，导致更多的血管浸润，在 1 个月内迅速变成 0–Ⅰs+Ⅱc 型。八尾[23] 的报告提出，CD10 呈阳性的 PG type 隆起型早期大肠癌，有恶性度高且进展较快的病例，SM 癌阶段存在的 PG 成分破裂消失，发展成 2cm 以下的 NPG type 进展癌。因此，PG type 隆起型早期大肠癌也有快速发育进展，且恶性高的病例，需要特别注意。

根据本研究，对于隆起型早期大肠癌的肠道 X 线造影摄影方法，在正面图像中，为了明确有无凹陷和有无分叶间的开大，将钡流到顶部，并拍摄改变了钡剂量的图像，在侧面图像中，重要的是反复进行体位变换，从多个方向实时确认是否为具有再现性的变形并进行拍摄。在安全的内镜治疗成为可能的现在，对于 PG type 隆起型早期大肠癌也不要轻易进行内镜治疗，在稍微怀疑 SM 浸润的情况下，就要进行详细的内镜诊断和肠道 X 线造影检查，特别是在肿瘤直径为 10～20mm 的病变中，以凹陷直线化为基础，慎重评估侧面变形，将可以进行有用的深度诊断[24, 25]。

结语

行肠道 X 线造影检查，需要掌握受诊者的体位变换和摄影技术；另外，随着内镜诊断技术的进步和大肠 CT 的普及，检查例数正急剧减少。现在只在有限的医疗机构内进行，有必要充分认识到对于内镜检查和大肠 CT 没有提供的信息该方法可以实时得到，并需要摄影技术的传承。

参考文献

[1] 田中信治，住元旭，林奈那，他．大腸通常型腺腫，腺癌の拡大内視鏡診断—深達度を中心に．胃と腸 51：655–671, 2016

[2] 斎藤豊，松田尚久，中島健，他．The Japan NBI Expert Team（JNET）大腸拡大 Narrow Band Image（NBI）分類の紹介．Gastroenterol Endosc 58：2314–2322, 2016

[3] 永田信二，朝山直樹，鴫田賢次郎，他．大腸小・微小病変の臨床病理学的特徴．胃と腸 52：1517–1524, 2017

[4] 河野弘志，鶴田修，上野恵里奈，他．大腸小・微小病変に対する内視鏡診断—拡大観察．胃と腸 52：1535–1543, 2017

[5] 中村尚志，山村彰彦，大野康寛，他．大腸：大腸腫瘍性病

変に対して適切な治療方針に導く拡大内視鏡観察のコツを中心に. 胃と腸 42：645-654, 2007

[6] Misawa M, Kudo SE, Mori Y, et al. Artificial Intelligence-Assisted Polyp Detection for Clonoscopy：Initial Experience. Gastroenterology 154：2027-2029, 2018

[7] Mori Y, Kudo S, Wakamura K, et al. Novel computer-aided diagnostic system for colorectal lesion by using endocytoscopy（with videos）. Gastrointest Endosc 81：621-629, 2015

[8] 消化管先端画像診断研究会（監），永田浩一，遠藤俊吾（編）. 大腸 CT を身につける！ 病例で学ぶ大腸 CT 診断. シービーアール, 2014

[9] 蔵原晃一，川崎啓祐，浦岡尚平，他. 美麗な二重造影―私のコツすべて教えます：注腸 X 線造影検査. 胃と腸 52：1128-1135, 2017

[10] 杉野吉則，日比紀文，光島徹，他. AS-4370（モサプリドクエン酸塩水和物）を併用した MGV-5（ニフレック）による注腸 X 線造影検査前処置法の検討―ブラウン変法との比較試験（第 III 相臨床試験）. 日大腸検会誌 25：99-114, 2008

[11] 小林広幸，渕上忠彦，岩下明徳，他. Is 型大腸 sm 癌の成り立ち―X 線の立場から. 胃と腸 32：1437-1450, 1997

[12] 斉藤裕輔，富永素矢，垂石正樹，他. 早期大腸癌の精密画像診断 -1）注腸 X 線診断. 胃と腸 45：784-799, 2010

[13] 川崎啓祐，蔵原晃一，大城由美，他. 早期大腸癌の深達度診断―X 線造影検査の有用性. 胃と腸 50：653-662, 2015

[14] 池上雅博，三戸部慈恵，小池裕人，他. 大腸癌の発生・発育進展に関する病理学的解析―組織形態から. 胃と腸 43：1947-1555, 2008

[15] 大腸癌研究会（編）. 大腸癌取扱い規約, 第 9 版. 金原出版, 2018

[16] 牛尾恭輔，石川勉，宮川国久，他. 大腸癌の深達度診断 -X 線像による壁の深達度診断. 胃と腸 36：351-370, 2001

[17] 津田純郎，小林広幸，菊池陽介，他. 大腸 sm 癌の深達度診断：垂直浸潤距離 1,000μm に対する X 線学的伸展不良所見の診断精度の検討. 胃と腸 39：1339-1349, 2004

[18] 松本主之，飯田三雄，江﨑幹宏，他. sm massive に浸潤した 10mm 以下大腸癌の X 線所見. 胃と腸 36：1380-1390, 2001

[19] 藤谷幹浩，斉藤裕輔，渡二郎，他. sm massive 以深に浸潤した 10mm 以下の大腸癌の X 線診断―深達度診断に有用な X 線所見の解析と診断の実際. 胃と腸 36：1371-1379, 2001

[20] 飯沼元，牛尾恭輔，石川勉，他. Is 型大腸 sm 癌の成り立ち―無茎性隆起（Is 型，IIa 型，IIa ＋ II c 型）の大腸 sm 癌の X 線学的特徴. 胃と腸 32：1423-1436, 1997

[21] 鶴田修，河野弘志，藤田三丈，他. Is 型 sm 癌の成り立ち―内視鏡の立場から：特に pit pattern による発育形態分類の有用性の検討を中心に. 胃と腸 32：1451-1459, 1997

[22] 工藤進英，小松泰介，山野泰穂，他. Is 型大腸 sm 癌の成り立ち―内視鏡の立場から：Is 型亜分類の提案. 胃と腸 32：1461-1472, 1997

[23] 八尾隆史. 大腸癌の発生・発育進展に関する病理学的解析―粘液形質から. 胃と腸 43：1957-1964, 2008

[24] 入口陽介，小田丈二，水谷勝，他. 美麗な二重造影―私のコツすべて教えます. 胃と腸 52：1136-1144, 2017

[25] 入口陽介，小田丈二，水谷勝，他. 注腸 X 線造影検査の今後の役割. 日大腸検会誌 33：18-24, 2017

Summary

Invasion Depth Diagnosis for Early Colorectal Cancer Using Barium Enema X-ray Examination

Yosuke Iriguchi[1], Johji Oda,
Masaru Mizutani, Yasuhiro Tomino,
Tetsuro Yamazato, Nobukazu Yorimitsu,
Takayoshi Sonoda, Nana Ohshima,
Daisuke Kishi, Takayoshi Shimizu,
Makiko Hashimoto, Akiko Nakagawara,
Shin Namiki[2], Masatsugu Nagahama[3],
Akihiko Yamamura[4], Tozo Hosoi[1]

We investigated the accuracy of the assessment of depth of invasion of polyploid growth-type protruded early colorectal cancer using barium enema X-ray examination. Based on gross morphological differences, tumors were classified into lobular or single nodular types. In lobular-type tumors, a high incidence of adenoma components was observed（82.6%）. Of the 36 cases in which widening of the interlobular space and flat, depressed, and protruded lesions were observed, 32 cases（94.1%）were pT1b（SM・1,000μm）. In single nodular type tumors, the incidence of adenoma components was low（59.3%）, and 92.1% of tumors with smooth gross morphology were Tis. Among the cases with pT1b tumors, 27 cases did not show widening of the interlobular space and 11 cases exhibited smooth, single nodular protruding-type tumors, for which the imaging side views served as the diagnostic clue. However, for tumors with a diameter of 10-20mm, they were useful for diagnosing pT1b. In barium enema X-ray examination, confirming the reproducibility of deformity in the side view during imaging is important.

[1]Department of Gastroenterology, Tokyo Metropolitan Cancer Detection Center, Tokyo

[2]Department of Gastroenterology, Tokyo Metropolitan Tama Medical Center, Tokyo

[3]Department of Gastroenterology, Showa University Fujigaoka Hospital, Kanagawa, Japan

[4]Department of Pathology, Tokyo Metropolitan Cancer Detection Center, Tokyo

PG type 隆起型早期大肠癌的内镜诊断

——从常规内镜观察的立场来看

河野 弘志[1]

鹤田 修[2, 3]

上野 惠里奈[1]

菅原 修平

后藤 琼介

深水 航

柴田 翔

渡边 裕次郎

山田 康正

伊藤 阳平

小林 起秋

光山 庆一[3]

鸟村 拓司

摘要●通过包括靛胭脂染色在内的常规观察来诊断 PG type 隆起型早期大肠癌，需要对病变的色调、大小、病变的表面和边缘正常部分的性状等进行观察。特别是在定性诊断中有凹陷和二级隆起、色调不均匀等描述，另外在深度诊断中有明确的深凹陷、紧满感、病变周围正常部位的伸展不良等结果是有用的。在常规观察中无法定性诊断的病变或被诊断为癌的病变中，积极开展 NBI 并用放大观察和结晶紫染色下 pit pattern 放大观察，为了诊断癌的浸润深度，使用超声内镜进行诊断是很重要的。另外，对于无法确定浸润深度的病变，也允许以诊断为目的来进行内镜下切除，对于病变与周围正常部位边界不清的病变，病理组织学的评估可能会变得困难，所以笔者认为这样做不可取。

关键词 早期大肠癌　**PG type**　常规内镜　深度诊断

[1] 聖マリア病院消化器内科　〒830-8543 久留米市津福本町 422
　　E-mail：h-kawano@st-mary-med.or.jp
[2] 久留米大学病院消化器病センター
[3] 久留米大学医学部内科学講座消化器内科部門

前言

随着人们对健康的追求和获取媒体信息的增加，人们对大肠疾病越来越关注，与此同时，大肠检查的次数和发现大肠疾病的机会也在增加。所以，在大肠疾病中比较容易遇到的大肠肿瘤性病变的诊断是很重要的。在大肠肿瘤性病变中最多的一种腺瘤性病变，也就是所谓的息肉，这些病变会随着病变直径的增加，增加癌化的危险。

Ikegami[1]、Shimada 等[2] 从病理学角度观察了早期大肠癌中黏膜内病变部位明显高于边缘正常黏膜因癌引起黏膜内隆起的 PG（polypoid growth）type，以及黏膜内病变部位与边缘正常黏膜相同或较低被分类为不伴有癌黏膜内隆起的

NPG（non-polypoid growth）type 的两种类型，PG type 早期大肠癌的大多数被认为是由前面提到的息肉状病变癌变而成的。

作为诊断这些病变的检查手段，除常规内镜检查外，还包括色素内镜（靛胭脂染色），NBI（narrow band imaging）并用放大观察和 pit pattern 的放大观察，灌肠 X 线造影检查，以诊断癌浸润深度为目的的超声内镜检查（endoscopic ultrasonography，EUS）等。

本文涉及 PG type 隆起型早期大肠癌，包括病变诊断基本的色素内镜在内的常规内镜诊断。另外，本文中 PG type 隆起型早期大肠癌是在病理组织学的观点中，在病变的几乎所有的上升部分都有上皮性肿瘤成分，当然，在内镜观察中，也从病变的上升部分发现上皮性肿瘤成分的癌。

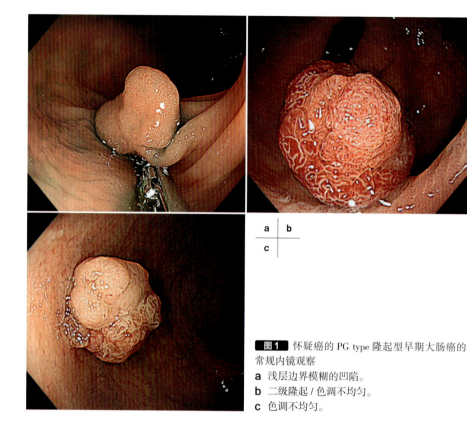

a | b
---
c

图1 怀疑癌的 PG type 隆起型早期大肠癌的
常规内镜观察
a 浅层边界模糊的凹陷。
b 二级隆起 / 色调不均匀。
c 色调不均匀。

PG type 隆起型早期大肠癌的定性诊断

发现病变时，要看该病变是否是肿瘤。如果是肿瘤，则有必要鉴别是腺瘤还是癌。肿瘤和非肿瘤的鉴别从病变的色调和表面性状等容易看出。其次诊断为上皮性肿瘤时，应进行腺瘤、癌（特别是黏膜内癌）的鉴别。它的鉴别点包括癌的直接观察和虽然与癌的存在没有直接的关系但是有间接的观察结果，可以怀疑癌的存在。

1. 直接所见

直接观察到的病变的异型性增加了，怀疑癌的结果是在病变的表面观察到的结果推断而来的。如果癌停留在黏膜内或黏膜下层浅层的浸润的病变，通常在观察中不被认为是癌，与腺瘤的鉴别也常常很难。

在常规观察中存在凹陷、二级隆起、色调不均匀等观察结果（**图1**）的情况下，考虑到异型度高的病变，有必要进行详细检查[3]。这些表现中比较常见的是凹陷。PG type 隆起型上皮性肿瘤病变中的凹陷多边界模糊，深度仅为轻度凹陷。也不能用"陷"来表示，对隆起的坡面平坦的程度的观察也是判断异型性高低的需求。这样的部分与凹陷部分以外的地方相比，更显发红，腺管开口部位所谓的 pit 小而密集，或者能模糊地被观察到。这些发现可以通过注射靛胭脂来更详细地观察，并且，在二级隆起病变的高隆起部位和色调不均匀病变的强发红部位中，异型性也较高。

另外，病变表面的凹凸不整和结节的存在，形态的不对称，表面结构的粗糙程度等均被报道为怀疑异型性高的关键[4, 5]。

2. 间接所见

病变直径作为癌的间接观察指标很重要。关于病变直径，随着其大小的增加，癌变率呈上升趋势。按大小看癌的发生，只有 1% 的病变小于5mm，随着直径的增大，癌的发生率也会上升[6, 7]。寺井等[8] 根据肉眼观形态，按大小分析了病理组织学的异型性和浸润深度，在隆起型病变中，不到 5mm 的癌发生率小于 0.1%，5 ~ 9mm 的为

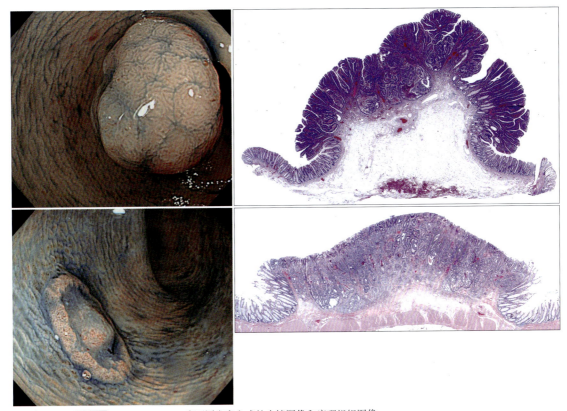

图2 PG/NPG type T1b 癌不同发育方式的内镜图像和病理组织图像

a	b
c	d

a PG type T1b 癌。

b a 的病理组织图像。黏膜内癌的部分得以保持，黏膜肌层走行不清楚。SM 浸润距离从表面测量为 2450μm。

c NPG type T1b 癌。

d c 的病理组织图像。黏膜内癌的部分几乎消失，SM 浸润距离从表面测量为 3000μm。

1% 左右。从这些报告中发现 PG type 隆起型上皮性肿瘤病变在 5mm 左右的话，癌的发生率非常低，即使没有直接的观察结果，也不能否定有患癌，如果病变超过 10mm，就要考虑到癌，进行进一步检查。

PG type 隆起型早期大肠癌的浸润深度诊断

一般来说，在进行大肠癌的深度诊断时，重要的常规内镜所见是：肉眼形态，病变本身的延展性，病变表面和病变周围正常部分的所见。对病变表面的观察是指凹陷、糜烂、溃疡、紧满感等，病变周围正常黏膜观察到弧硬化像和皱襞集中，这些结果在大肠癌治疗指南中体现为"紧满感，糜烂，溃疡，皱襞集中，变形、硬化

像"等[9]。但是在 PG type 隆起型癌中，与 NPG type 癌或 PG type 表面型癌相比，黏膜内病变的黏膜较厚，浸润在黏膜下层的癌组织即使增多到一定程度也不会影响到病变的表面（**图2**）。因此，即使使用常规观察以外的方法详细观察病变表面，也常常很难评估浸润深度。另外，由于其高度、含气量的不同，肉眼观形态的变化不大，以病变自身的延展性来评估浸润深度是困难的（**图2**）。

因此，笔者认为，在 PG type 隆起型早期大肠癌中，作为因癌浸润黏膜下层而出现的常规内镜所见为：①清晰的深陷，②紧满感，③病变周围正常部位的伸展不良（**图3**）。这些观察结果中只要有一个得到确认，就可以怀疑或者诊断为 cT1b 癌。以下，就这些结果进行讲解。

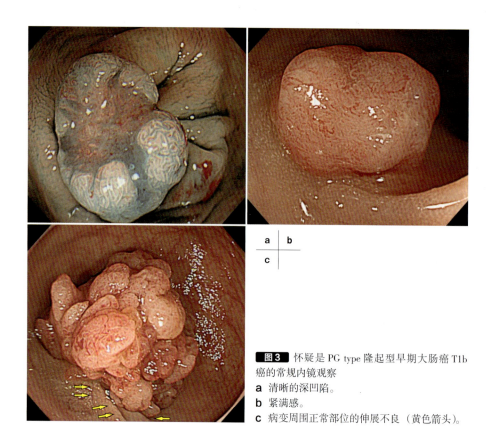

a	b
c	

图3 怀疑是 PG type 隆起型早期大肠癌 T1b 癌的常规内镜观察
a 清晰的深凹陷。
b 紧满感。
c 病变周围正常部位的伸展不良（黄色箭头）。

1. 清晰的深凹陷（图 3a）

前面提到的浅凹陷大多反映了异型度的高低，深的凹陷除了异型度高以外，还反映了存在黏膜下层深层浸润。在 PG type 隆起型早期大肠癌中，即使癌细胞浸润到黏膜下层的深层，由于原来的黏膜病变变厚，本结果出现的概率约为10%，比紧满感和病变周围正常部位的伸展不良发现率低，但特异性高[10]。

2. 紧满感（图 3b）

紧满感是指病变的一部分或整体上，表面光滑有光泽，呈现膨胀性发育的样子。笔者[11]对紧满感的看法是，在那个部分有黏膜表面残留，可能是黏膜表面或黏膜下层浸润的癌细胞数量过多引起的。癌黏膜内病变脱落，黏膜下层深部浸润了癌和表层裸露的表面比较粗糙，因此，T1b 癌的诊断比较容易，但是很难捕捉到紧满感。这一发现在约 70% 的 T1b 癌中被观察到，是出现率最高的观察结果[10]，这对于诊断保留黏膜内病变的 T1b 癌是有用的，但主观因素影响较大，不能客观地评估。实际上，Tis ~ T1a 癌的约 25% 能被观察到[10]，为避免仅根据本结果不能确诊为 T1b 癌，需要用怀疑为 T1b 癌的常规内镜观察和其他检查综合诊断。

3. 病变周围正常部位的伸展不良所见（图 3c）

伸展不良的情况有：①皱襞集中，②管腔弧硬化，③有呈阶梯状结构。皱襞集中是指除了黏膜皱襞之外，从其他方向，也就是说，它呈现出从 3 个方向的集中，这个现象比较容易观察。在这种病变中，癌伴随着黏膜下层的纤维化，并浸润在黏膜下层深处。弧的硬化像，虽然不能作为皱褶的集中来捕捉，但是皱褶像山脚一样，向病变处缓慢地收缩。津田等[12]的报告指出，管腔的弧的硬化像与其他的伸展不良所见相比，出现率更高。另外，所谓阶梯状结构，是指用内镜观察到的病变周围正常黏膜部为黏膜下肿瘤（submucosal tumor，SMT）样隆起的观察结果，黏膜下层深部浸润的癌以及伴随癌浸润的纤维化范围，通常在与内镜观察到的病变的范围相比较的情况下被观察到。

因为大肠黏膜上不存在消化性溃疡，所以除了活检的影响，发现这种情况，可以诊断为T1b癌。这里的关键是，在进行结果判定时，要充分伸展肠管，使病变周围肠管血管清晰可见，以判断有无病变。如果我们在空气量不足的情况下判断结果，会产生疑似阳性的结果，这需要注意。

4.其他

0-Ip型大肠癌的深度诊断，与其他肉眼形态的PG type隆起型早期大肠癌不同，病变周围正常黏膜中出现伸展不良所见的概率极低，据凹陷、表面塌陷等病变表面的性状和紧实的粗蒂等观察结果可以诊断[13]。在腺瘤的假性浸润中也同样呈现蒂粗的现象，因为存在难以与癌鉴别的病变，需要注意。

考虑PG type隆起型早期大肠癌的治疗方法选择的常规内镜诊断

在PG type隆起型大肠上皮性肿瘤的常规观察中，如果你怀疑或在能确诊癌的情况下，通过NBI和结晶紫染色的pit pattern放大观察，应该用EUS等进行更准确的深度诊断。

如果结果不能确定是T1b癌症的诊断，可以考虑在诊断的同时进行内镜下的摘除。但是，对于即使进行内镜下摘除也难以进行病理组织学评估的病变，应该避免这种治疗。

笔者[14]在既往对隆起型早期大肠癌研究中，当癌组织深入黏膜下层的病变时，病变周围正常部的伸展不良所见的出现率高，对这种病变进行内镜下摘除时，病理组织学报告显示，深部断端呈阳性或因热变性而无法评估的概率很高。上杉等[15]报道了，从癌浸润起始部位到深部断端的距离小于$500\mu m$的SM浸润癌有复发的危险。根据大肠癌治疗指南的标准，对于深部断端呈阳性的危险性高的病变，应该避免在内镜下摘除。

另外，在有蒂性T1癌中，黏膜肌层错综复杂，无法确定作为浸润实测起点的黏膜肌层时，应以头部和蒂部的边界为基准线，因为规定测量从头部到蒂部的距离为浸润距离[9]。所以即使在疑似T1b癌的病变中，如果在内镜观察中未发现明显的蒂部浸润，可以不拘泥于诊断而选择优先切除，可以根据该部位病理组织学的诊断结果来确定今后的治疗方案。

病例

[**病例1，图4**] 升结肠，长径22mm的0-Is型Tis癌。

在常规观察中，发现呈红色调表面凹凸不平的隆起型病变，其中一部分发红明显（**图4a**）。如果进行靛胭脂染色，会观察到红色较强部分的表面结构，包括靛胭脂染色在内的常规观察中被怀疑是癌（**图4b**）。在NBI并用放大观察中，vessel pattern、surface pattern均不整齐，这符合JNET（the Japan NBI Expert Team）分类Type 2B的结果（**图4c**）。综合诊断为深度Tis的腺瘤内癌并施行了EMR（endoscopic muucosal resection）。

切除标本中病变为长径22mm的隆起型病变（**图4d**）。在病理组织图像中，结果与内镜像中观察到的发红部位一致，认定是黏膜内的高分化腺癌（**图4e**）。

[**病例2，图5**] 上部直肠，长径12mm的0-Isp型Tis癌。

在常规观察中，发现为表面呈均匀的红色调，表面几乎平滑的隆起型病变（**图5a**）。即使进行靛胭脂染色凹陷也不明显，为不能确认（**图5b**）存在癌的诊断。在NBI并用放大观察中，vessel pattern、surface pattern均整齐，这符合JNET分类Type 2A的结果（**图5c**）。综合诊断为腺瘤，病变长径为12mm，因为无法排除癌，所以施行了EMR。

在病理组织图像中，所见病变几乎全部是停留在黏膜内的高分化腺癌（**图5d**）。

[**病例3，图6**] 乙状结肠，长径13mm的0-Is型T1b癌。

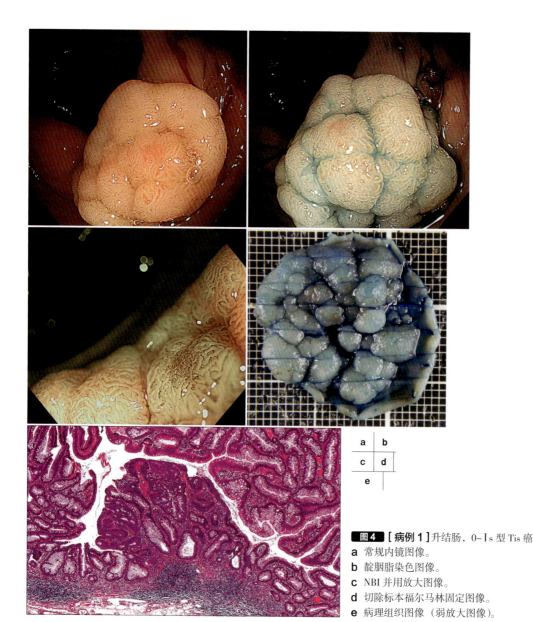

图 4 [病例 1] 升结肠，0-Ⅰs 型 Tis 癌
a 常规内镜图像。
b 靛胭脂染色图像。
c NBI 并用放大图像。
d 切除标本福尔马林固定图像。
e 病理组织图像（弱放大图像）。

a	b
c	d
e	

在常规观察中，发现红色调的广基性隆起病变。中央部分发红强烈，伴随着紧满感而更高隆起。从色调不均匀和二级隆起的观察结果来看，怀疑是癌，并且伴随着紧满感，因此怀疑是 T1b 癌。因为病变存在于皱襞里，不能评估周围正常部分有无伸展不良的现象（**图 6a**）。在靛胭脂染色下保持了表面结构（**图 6b**）。在 NBI 并用放大观察中，vessel pattern、surface pattern 均不整齐，符合 JNET 分类 Type 2B 的结果（**图 6c**）。

在结晶紫染色下 pit pattern 的观察中，轻度不整＞高度不整 V_I 型 pit（**图 6d**）。综合诊断为深度 T1b 癌，疑似 T1b 癌的诊断结果仅凭紧满感是无法确定 T1b 癌的，病变长径也超过了 10mm，因此施行了 EMR。

切除标本中，病变是呈长径 13mm 的二级隆起型病变（**图 6e**）。在病理组织学观察中，病变是没有腺瘤成分的高分化管状腺癌，与发红强烈且有紧满感的呈二级隆起的部分一致，癌细胞浸

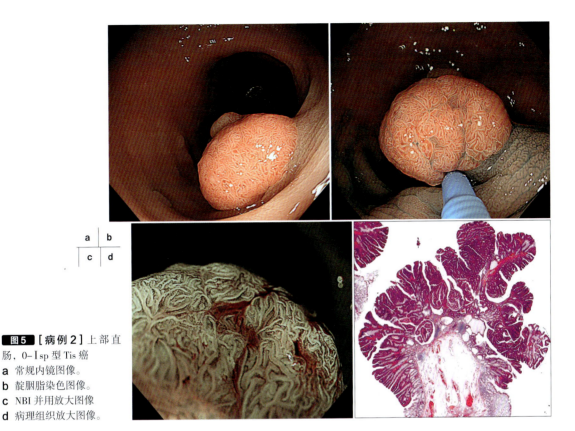

a | b
c | d

图5 [病例2] 上部直肠，0-Isp 型 Tis 癌
a 常规内镜图像。
b 靛胭脂染色图像。
c NBI 并用放大图像
d 病理组织放大图像。

润到黏膜下层深部，其距离病变表面 4000μm（**图6f**）。

[**病例4，图7**] 乙状结肠，长径 14mm 的 0-Is 型 T1b 癌。

在常规观察中，观察到红色调的广基性隆起病变，整体上带有紧满感。病变的肛门侧正常部分出现褶皱，怀疑存在伸展不良（**图7a、b**）。在靛胭脂染色下保持表面结构（**图7c**）在 NBI 并用放大观察中，vessel pattern、surface pattern 均呈现不整齐，符合 JNET 分类 Type 2B 的结果（**图7d、e**）。虽然综合诊断为浸润深度 T1b 的癌，但是由于紧满感和伸展不良所见都没有能够确定诊断的可靠性，所以施行了 EMR。

切除标本中病变为长径 14mm 的隆起型病变（**图7f**）。在病理组织学的观点中，病变是不伴有腺瘤成分的高分化管状腺癌，整个癌肿浸润在黏膜下层深处，其距离病变表面 8000μm（**图7g**）。

[**病例5，图8**] 下部直肠，长径 22mm 的

0-Is 型 T1b 癌。

在常规观察中，发现了呈红色调的广基性隆起病变，中央呈浅凹陷。整体存在紧满感，病变周围正常部位发现伸展不良（**图8a**，黄色箭头）。从以上的观察结果来看，其被诊断为 T1b 癌。在靛胭脂染色下同样的结果变得更加清晰（**图8b**）。在结晶紫染色下观察 pit pattern 时，发现轻度不规则 V_I 型 pit（**图8c**）。灌肠 X 线造影检查的结果与内镜所见相比，病变周围的伸展不良表现更为明显（**图8d**）。综合诊断为深度 T1b 癌，施行了肠管切除术。

在切除标本中，病变是长径 22mm 的隆起型病变（**图8e**）。病理组织学观察显示，病变是带有腺瘤成分的中分化管状腺癌，癌组织整体浸润在黏膜下层深部，其距离病变表面有 10 000μm（**图8f**）。

[**病例6，图9**] 上部至下部直肠，长径 31mm 的 0-Is 型 T1b 癌。

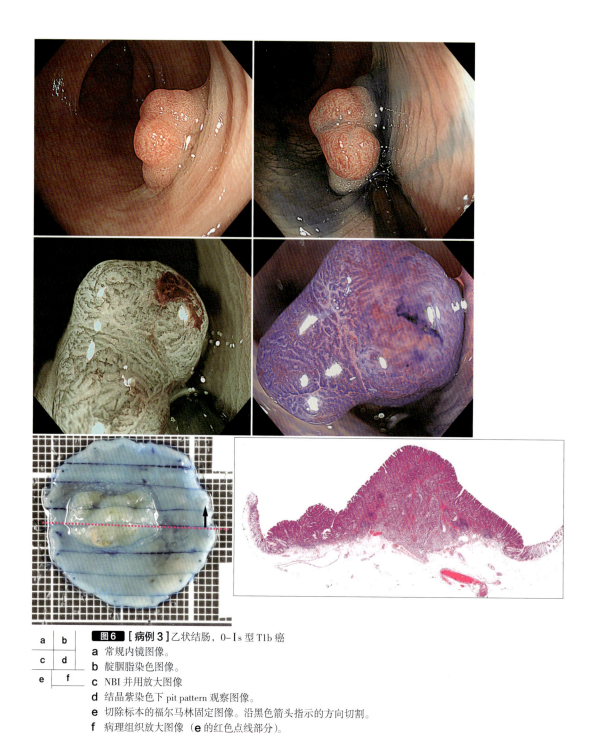

a	b
c	d
e	f

图6[**病例3**]乙状结肠，0-Ⅰs 型 T1b 癌

a 常规内镜图像。

b 靛胭脂染色图像。

c NBI 并用放大图像

d 结晶紫染色下 pit pattern 观察图像。

e 切除标本的福尔马林固定图像。沿黑色箭头指示的方向切割。

f 病理组织放大图像（**e** 的红色点线部分）。

　　在常规观察中，发现了呈红色调的表面凹凸不平整的广基性隆起病变。因为病变横跨皱襞而存在，所以不能评估病变整体的性状和周围正常部分有无伸展不良现象（**图9a**）。如果进行靛胭脂染色，可见中央部分的表面性状与周围不同，呈乳头状（**图9b**）。在 NBI 并用放大观察中无法评估 vessel pattern、surface pattern 形状大小不一，诊断为 JNET 分类 Type 2B（**图9c**）。在结

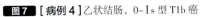

图7 [病例4] 乙状结肠，0-Ⅰs 型 T1b 癌

a 常规内镜图像。

b 常规内镜图像（接近）。

c 靛胭脂染色图像。

d NBI 并用放大图像。

e 是 d 的黄色框部分放大图像。

f 切除标本的福尔马林固定图像。沿黑色箭头指示的方向切割。

g 病理组织放大图像（e 的红色点线部分）。

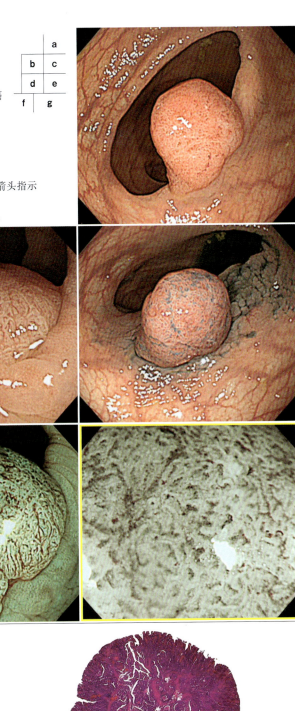

4mm

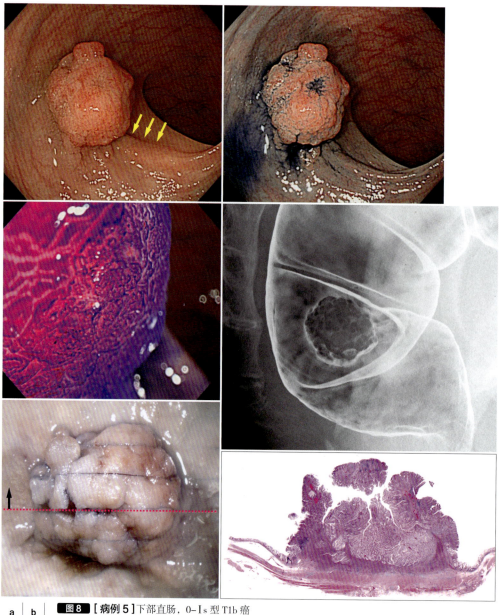

a	b
c	d
e	f

图8 [**病例5**]下部直肠，0-Is型T1b癌

a 常规内镜图像。病变周围正常部位发现伸展不良（黄色箭头）。

b 靛胭脂染色图像。

c 结晶紫染色下 pit pattern 观察图像。

d 灌肠 X 线造影图像。

e 切除标本的福尔马林固定图像。沿黑色箭头指示的方向切割。

f 病理组织放大图像（**e** 的红色点线部分）。

晶紫染色下 pit pattern 观察显示黏液附着较多，评估困难（**图9d**）。综合诊断为深度 Tis~T1a 癌，施行了 ESD。

在切除标本中，病变为长径 31mm 的隆起型病变（**图9e**）。在病理组织学观察中，病变是带有腺瘤成分的高分化至中分化管状腺癌，癌组织在中央部位表面构造呈乳头状的部分，浸润至黏膜下层深部，其距离病变表面 7500μm（**图9f**）。

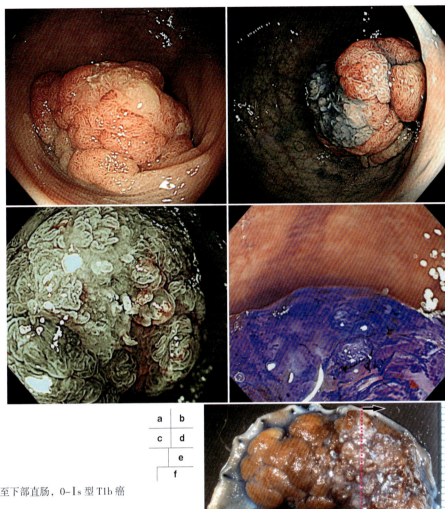

a	b
c	d
	e
	f

图9 [病例6]上部至下部直肠，0-Is 型 T1b 癌

a 常规内镜图像。

b 靛胭脂染色图像。

c NBI 并用放大图像。

d 结晶紫染色下 pit pattern 观察图像。

e 切除标本的福尔马林固定图像。沿黑色箭头指示的方向切割。

f 病理组织放大图像（**e** 的红色点线部分）。

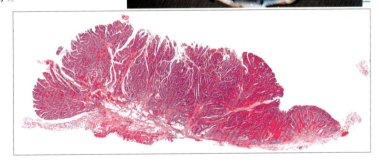

结语

本文叙述了 PG type 隆起型早期大肠癌的常规内镜诊断。在包括靛胭脂染色在内的常规观察中，病变的质量，癌的浸润深度诊断，病变的色调、大小，病变的表面和边缘正常部分的性状等需要关注。另外，在常规观察中被诊断为疑似癌诊断的病变和被确定诊断为癌的病变中，积极地

使用 NBI 并用放大观察和结晶紫染色下 pit pattern 放大观察，为了诊断癌的深度，笔者认为 EUS 是很重要的。

参考文献

[1] Ikegami M. A pathological study on colorectal cancer. From de novo carcinoma to advanced carcinoma. Acta Pathol Jpn 37：21–37, 1987

[2] Shimoda T, Ikegami M, Fujisaki J et al. Early colorectal carcinoma with special reference to its development de novo. Cancer 64：1138–1146, 1989

[3] 河野弘志，鶴田修，有田桂子，他．通常内視鏡診断の現状：色素内視鏡も含めて—内視鏡診断の基本．Intestine 13：105–111, 2009

[4] 津田純郎，菊池陽介，佐藤茂，他．大腸腫瘍性病変の通常内視鏡診断はどこまで病理診断に迫れるか．胃と腸 34：1623–1633, 1999

[5] 佐田美和，小林清典，勝又伴栄．術前内視鏡診断—腫瘍の良悪の鑑別．田中信治（編）．大腸腫瘍診断．羊土社, pp 78–84, 2008

[6] 小林清典，五十嵐正広，佐田美和，他．小さなポリープの摘除にまつわる問題点—偶発症の予防と対応．早期大腸癌 4：271–278, 2000

[7] 小林広幸，渕上忠彦，堺勇二，他．小さな（10mm 以下）大腸上皮性腫瘍の取り扱い—X 線の立場から．早期大腸癌 4：253–262, 2000

[8] 寺井毅，坂本直人，松本健史，他．大腸ポリープの診断—腺腫の形態別の特徴も含めて．臨消内科 26：1579–1588, 2011

[9] 大腸癌研究会（編）．大腸癌治療ガイドライン医師用，2016 年度版．金原出版, 2016

[10] 河野弘志，鶴田修，長谷川申，他．早期大腸癌の精密画像診断—通常内視鏡による診断．胃と腸 45：801–809, 2010

[11] 味岡洋一．大腸 sm 癌深達度診断の現状：前向き検討—集計結果の病理組織学的考察．胃と腸 41：1250–1256, 2006

[12] 津田純郎，帆足俊男，松井敏幸，他．大腸 SM 癌の深達度診断—内視鏡的伸展不良所見とその捉えかた．早期大腸癌 2：427–433, 1998

[13] 中村尚志，山村彰彦，大野康寛，他．有茎性の 20mm：太い茎を有する病変—特に SM 浸潤癌の深達度診断と治療法選択．消内視鏡 21：1307–1316, 2009

[14] 河野弘志，鶴田修，野田哲裕，他．内視鏡的完全摘除が可能な cSM 癌の内視鏡診断．胃と腸 46：1485–1496, 2011

[15] 上杉憲幸，松田尚久，九嶋亮治，他．大腸癌研究会プロジェクト研究「内視鏡切除後の深部断端陽性判定基準の標準化」．胃と腸 49：1063–1070, 2014

Summary

Diagnosis of PG Type Protruded Colorectal Carcinoma Using Conventional Endoscopy

Hiroshi Kawano[1], Osamu Tsuruta[2, 3],
Erina Ueno[1], Shuhei Sugawara,
Ryosuke Goto, Wataru Fukami,
Sho Shibata, Yujiro Watanabe,
Kosei Yamada, Yohei Ito,
Tateaki Kobayashi, Keiichi Mitsuyama[3],
Takuji Torimura

We assessed the clinical usefulness of conventional endoscopy in the diagnosis of PG type protruded colorectal carcinoma. It is useful to observe endoscopic findings, such as the presence of depression, nodule on nodule and heterogeneity of color for the differential diagnosis of adenoma or carcinoma. The study of endoscopic findings, such as the presence of remarkable depression, observation of expansive appearance, and conversing folds at the circumference of the lesion is important for the differential diagnosis of Tis-T1a carcinoma or T1b carcinoma. In cases when we cannot confirm the depth, other diagnostic modalities, such as NBI observation or pit pattern observation should be used for establishing the diagnosis.

[1]Division of Gastroenterology, St Mary's Hospital, Kurume, Japan

[2]Division of Endoscopy, Kurume University School of Medicine, Kurume, Japan

[3]Division of Gastroenterology, Department of Medicine, Kurume University School of Medicine, Kurume, Japan

PG type 隆起型早期大肠癌的内镜诊断

——从 NBI 并用放大内镜观察的立场来看

冈志郎[1]
田中 信治[2]
住元 旭[1]
稻垣 克哲
冈本 由贵
田中 秀典
松本 健太
保田 和毅
山下 贤
二宫 悠树[2]
北台 靖彦[3]
茶山 一彰[1]

摘要●大肠肿瘤中最常见的隆起型，大部分是腺瘤性病变，其中很多是只通过 NBI 放大观察就可以诊断的。大肠 NBI 放大观察结果统一分类（JNET 分类），以 vessel pattern 和 surface pattern 这两种 NBI 放大观察结果为诊断指标的 4 种分类，在隆起型病变中，surface pattern 诊断是最为重要的。NBI 放大观察由于其简便性，是常规观察的后续检查方法。JNET 分类 Type 2B 对于黏膜内癌 /SM 轻度浸润癌的诊断特异性较低，因此有必要追加 pit pattern 诊断和超声内镜检查等，进行综合诊断。

关键词　JNET 分类　NBI (narrow band imaging)　隆起型早期大肠癌

[1] 广岛大学病院消化器・代谢内科　〒734-8551 广岛市南区霞 1 丁目 2-3
　　E-mail : oka4683@hiroshima-u.ac.jp
[2] 同　内视镜诊疗科
[3] 県立广岛大学健康科学科

前言

大多数的隆起型大肠肿瘤是所谓的 PG type（polypoid growth type）的发育形态[1]，随着肿瘤直径的增大，致癌率和黏膜下层（SM）浸润率升高[2]。另外，PG 在病理组织学诊断上，腺瘤或癌在黏膜内增生，定义为与边缘正常黏膜接触的肿瘤黏膜明显比边缘正常黏膜厚[1]。如果通过内镜观察发现病变的肿起是肿瘤性病变，那么通过内镜检查很容易诊断为 PG。

对于隆起型大肠肿瘤中的腺瘤和癌的鉴别，观察表面微细结构是有用的。特别是 SM 高度浸润（T1b）癌中，会呈现紧满感，表面粗糙，糜烂，形成溃疡，诊断比较容易[3, 4]。另一方面，对腺瘤和腺瘤黏膜内（Tis）癌至 SM 轻度浸润（T1a）癌的鉴别诊断通常仅靠观察是困难的。放大观察作为常规观察的延伸，是用左手拇指轻轻拉一下变焦开关就可以实施的一种简单的检查方法，与常规观察相比，可以提高 5%～10% 的诊断效果[5]。关于大肠肿瘤的放大观察所见，pit pattern 诊断学已经确立了[6]，近年来，作为图像增强观察的一种，通过 NBI（narrow band imaging）放大观察的大肠肿瘤诊断学逐渐得到普及。

本文将介绍 NBI 联合放大观察在隆起型大肠病变的定性诊断中的临床意义。

NBI 放大观察对大肠肿瘤性病变的临床有效性

放大观察可以将主观因素较多的表面微细结构观察客观化，可以填补一般内镜医生的常规内镜诊断能力（硬度、紧满感等）的差距[7]。关于这一点，与表面型病变相比，常规观察对隆起型病变的诊断能力较低，因此该方法对隆起型病变的临床意义更高[4]。

特别是 NBI 通过一键操作，从常规观察瞬间切换，对于肿瘤／非肿瘤的鉴别、腺瘤／癌的组织异型度诊断、早期癌的浸润深度诊断非常有用[6, 8]。NBI 放大观察的优点是不需要色素撒布，即使在病变部位附着有黏液，也可以透过黏液来诊断表面微细结构。另外，通过术前的放大观察来诊断肿瘤的异型度和浸润深度，对于选择治疗方法、选择手术医师（初学者／高级者）、内镜下黏膜切除术（endoscopic mucosal resection，EMR）后溃疡边缘的微小残余病变的确认等方面也有用。最近也有报告指出，colitic cancer/dysplasia 对溃疡性大肠炎患者的早期临床诊断具有作用[9]。

针对隆起型大肠病变的 NBI 并用放大内镜所见的特征

隆起型病变与平坦型病变不同，由于放大观察难以使焦点同时对准整个物体全部，所以需要局部分别拍摄聚焦的图像。观察的诀窍是，在隆起型病变中色调较深的 vessel pattern 即使没有正确地聚焦也可以大致观察到，所以要有意识地进行 surface pattern 的摄影。以下对 vessel pattern 和 surface pattern 的特征进行概述。

1. vessel pattern

通常，在腺瘤中，pit 之间的介入性黏膜表面的微血管突出为茶褐色，网状的血管形状（capillary network）可以被识别到。而在癌中，癌细胞的浸润增殖会导致血管直径不均匀和血管走行不规则、分布紊乱。特别是隆起型的腺瘤性病变，其特征是微血管粗且密集，被覆盖的上皮呈现浓密且充血的 dense pattern[10]。另外，在较大的隆起型病变中，即使是腺瘤，也会伴随着机械性的刺激而出现炎症细胞浸润和间质反应而呈现同样的结果，因此需要注意。

2. surface pattern

过去被称为"pit 样结构""white zone""表面微细结构"等在 NBI 观察中观察到的表面微细花纹，是隆起型病变诊断中最重要的结果[10]。

通常，pit 间的介导黏膜表层的微血管突出为茶褐色，可见 capillary network，但是没有血管的 pit 状部分是呈白色的，再加上 NBI 的结构增强观察能力，可以间接观察到 pit 状结构。特别是在隆起型病变中，由于腺管迂曲蛇行、错综复杂，NBI 观察光线难以垂直进入 pit，pit 开口部和腺窝边缘上皮结合的结构会观察到白色脱落，仅 surface pattern 就可以诊断。另一方面，癌的特征是癌细胞的浸润增殖、伴随着炎症细胞浸润和间质反应而出现不整齐的 surface pattern 和介入黏膜的破坏等。

大肠 NBI 放大观察结果统一分类（JNET 分类）

在日本，在大肠病变的诊断中 NBI 放大观察经常被使用，存在佐野分类[11]、广岛分类[12]、昭和分类[13]、慈惠分类[14]等多个 NBI 放大内镜所见分类。2011 年，为了统一日本大肠 NBI 放大内镜所见分类，作为日本"国立癌研究中心研究开发小组"（斋藤丰班）的分研究项目（研究负责人：佐野宁），以日本的大肠内镜专科医生为中心组成了 JNET（the Japan NBI Expert Team）[15]，基于 Web 测试得到的数据达成了 modified delphi method 共识，于 2014 年提出了"大肠 NBI 放大观察结果统一分类（JNET 分类）"[6, 8]。

JNET 分类（**表 1**）是以 vessel pattern 和 surface pattern 两种 NBI 放大内镜观察结果为诊断指标的 Type 1、Type 2A、Type 2B、Type 3 共4 种分类。在 Type 1 中，微血管很被难识别，pit 的内腔常常被观察为点状（黑点），是过度形成或 SSP（sessile serrated polyp）的指标；Type 2A 中可观察到粗细、分布都均匀的微血管和完整的 surface pattern，是观察到腺瘤～黏膜内癌的指标；Type 2B 中可观察到粗细、分布都不均匀的微血管和不整齐的 surface pattern，是黏膜内癌／SM 轻度浸润癌的指标；Type 3 中可观察到疏血管区域、血管碎片化或 pit 状结构被破坏的无结构区域，是 SM 高度浸润癌的指标[6, 8]。

另外，在 Web 测试中分别讨论了隆起型和

表1 JNET 大肠放大 NBI 分类

	Type 1	Type 2A	Type 2B	Type 3
vessel pattern	不可识别*	口径不同，分布均匀**（网状，螺旋状）	口径不同，不均匀分布	血管区域，粗血管中断
surface pattern	有规律的黑点和白点，类似周围正常黏膜	完整（管状，树枝状，乳头状）	不完整或不清晰	无构造区域
预期组织类型	过度形成/SSP	腺瘤~低异型度癌（Tis）	高异型度癌（Tis/T1a）†	高异型度癌（T1b~）

*：可识别时，与周围正常黏膜直径相同；**：在凹陷型中，微细血管多呈点状分布，有时也观察不到完整的网状、螺旋状的血管。†：有时也包含 T1b。

表2 隆起型大肠病变的 JNET 分类与病理组织学诊断的关系

JNET 分类	病例数 (%)	病理组织学所见				
		过度形成/SSP	腺瘤	癌		
				Tis	T1a	T1b
Type 1	52（100）	51（98）	1（2）			
Type 2A	1586（100）	13（1）	1368（86）	194（12）	11（1）	
TYPE 2B	542（100）		189（35）	248（46）	36（7）	69（13）
Type 3	78（100）				2（3）	76（97）
合计	2258	64	1,558	442	49	145

〔广岛大学医院内镜诊疗科 2012 年 1 月至 2015 年 6 月〕

表3 表面型大肠病变的 JNET 分类与病理组织学诊断的关系

JNET 分类	病例数 (%)	病理组织学所见				
		过度形成/SSP	腺瘤	癌		
				Tis	T1a	T1b
Type 1	89（100）	87（98）	2（2）			
Type 2A	457（100）	6（1）	400（88）	47（10）	4（1）	
Type 2B	279（100）		126（45）	93（33）	32（11）	28（10）
Type 3	48（100）				3（6）	45（94）
合计	873	93	528	140	39	73

〔广岛大学医院内镜诊疗科 2012 年 1 月至 2015 年 6 月〕

表面型，但由于两者在诊断能力上没有发现差异，JNET 分类与肉眼型无关，对大肠病变的定性诊断有用的[16]。当然，大的隆起型病变与表面型病变不同，在残留有黏膜内病变的状态下浸润到 SM 中，黏膜肌层错综复杂，从病变表层测定 SM 浸润距离等。需要明确的是，仅通过病变表面的 NBI 放大内镜观察，准确地进行定性诊断是有局限性的。另外，在有蒂性病变中，由于病变表面的机械性刺激等因素，即使是腺瘤性病变也会呈现不整齐的内镜观察结果。

按肉眼型分类的 JNET 分类的诊断能力

2012 年 1 月至 2015 年 6 月，广岛大学医院内镜诊疗科实施了 NBI 放大观察，在**表2**中展示出了隆起型大肠病变中 JNET 分类和病理组织学观察结果的关系。Type 1 中 98% 为非肿瘤，Type 2A 中 98% 为腺瘤或黏膜内癌，Type 3 中 97% 是 SM 高度浸润癌。表面型大肠病变的 JNET 分类和病理组织学观察的关系比较见**表3**。

表4 针对隆起型大肠病变的各 JNET 分类的诊断能力

JNET 分类	敏感度	特异度	阳性预测值	阴性预测值	准确度
Type 1	79.7 (69.8～89.5) %	99.9 (99.9～100.0) %	98.1 (94.3～101.8) %	99.4 (99.1～99.7) %	99.4 (99.1～99.7) %
Type 2A	78.1 (76.3～79.9) %	90.3 (86.8～93.9) %	98.4 (97.8～99.0) %	34.8 (31.2～38.4) %	79.5 (77.8～81.2) %
Type 2B	57.7 (53.4～62.1) %	85.4 (83.8～87.0) %	52.4 (48.2～56.6) %	87.9 (86.3～89.4) %	79.4 (77.7～81.0) %
Type 3	52.4 (44.3～60.5) %	99.9 (99.8～100.0) %	97.4 (93.9～100.9) %	96.8 (96.1～97.6) %	96.9 (96.1～97.6) %

（ ）内为95%CI。

〔广岛大学病院内镜诊疗科 2012 年 1 月至 2015 年 6 月〕

表5 针对表面型大肠病变的各 JNET 分类的诊断能力

JNET 分类	敏感度	特异度	阳性预测值	阴性预测值	准确度
Type 1	93.5 (88.6～98.5) %	99.7 (99.4～100.1) %	97.8 (94.7～100.8) %	99.2 (98.6～99.8) %	99.1 (98.5～99.7) %
Type 2A	66.8 (63.2～70.4) %	95.1 (92.2～98.1) %	97.8 (96.5～99.2) %	46.8 (42.0～51.6) %	73.5 (70.5～76.4) %
Type 2B	69.4 (62.7～76.2) %	77.8 (74.7～80.9) %	44.8 (39.0～50.6) %	90.8 (88.4～93.1) %	76.1 (73.1～78.9) %
Type 3	61.6 (50.5～72.8) %	99.5 (99.0～100.0) %	91.8 (84.2～99.5) %	96.6 (95.4～97.8) %	96.3 (95.1～97.6) %

（ ）内为95%CI。

〔广岛大学医院内镜诊疗科 2012 年 1 月至 2015 年 6 月〕

表6 大肠肿瘤中的病型和肿瘤直径不同的癌变率

病理类型	肿瘤直径（mm）				合计
	≤5	6～10	11～19	≥20	
0-Ip, Isp, Is	16/2062 (1)	76/1228 (6)	91/515 (18)	120/259 (46)	303/4064 (7)
0-IIa	1/681 (0)	13/646 (2)	13/199 (7)	75/333 (23)	102/1859 (5)
0-IIc, IIa+IIc	3/20 (15)	7/13 (54)	9/12 (75)	5/7 (71)	24/52 (46)
LST-G			1/8 (13)	132/246 (54)	133/254 (52)
合计	20/2763 (1)	96/1887 (5)	114/734 (16)	332/845 (39)	562/6229 (9)

LST-G：laterally spreading tumor granular-type。

（ ）内为百分比。

〔广岛大学医院内镜诊疗科 2015 年 1 月至 2018 年 12 月〕

Type 1 中 98% 是非肿瘤，Type 2A 中 98% 为腺瘤或黏膜内癌，Type 3 中 94% 为 SM 高度浸润癌。另外，两种类型的癌都是从腺瘤到 SM 高度浸润癌，组织类型丰富。

按 JNET 分类的各预测组织型的诊断能力，隆起型的 Type 1、Type 2、Type 3 的敏感度、特异度、阳性预测值几乎同样良好。Type 2B 的敏感度为 57.7%，特异度为 85.4%，阳性预测值为 52.4%，阴性预测值为 87.9%，准确度为 79.4%，

与其他类型相比，诊断能力稍差（**表4**）。这在表面型中也是几乎相同的结果（**表5**）。但是，与表面型相比，隆起型的 Type 2A 的敏感度较高，特异度较低，这个理由是隆起型病变中黏膜内病变保持着 SM 高度浸润的病变对诊断能力有影响的可能性。不管怎样，对 Type 2B 的诊断能力现状并不太令人满意，还需要进一步评估 vessel pattern 和 surface pattern 的不整齐程度，进行亚分类等，今后还需要进一步研究[17, 18]。

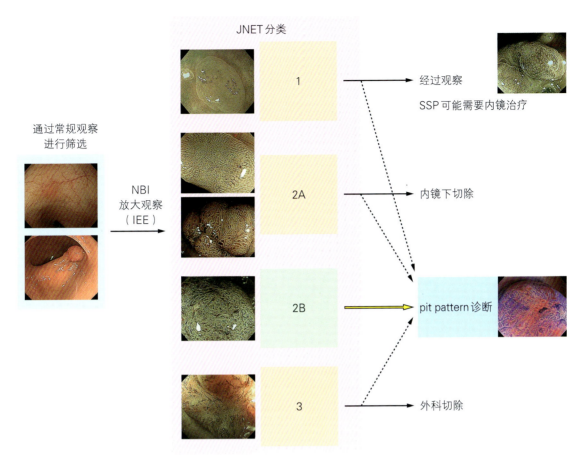

JNET 分类

通过常规观察
进行筛选

NBI
放大观察
（IEE）

1 → 经过观察

SSP 可能需要内镜治疗

2A → 内镜下切除

2B → pit pattern 诊断

3 → 外科切除

图1 使用 JNET 分类的大肠肿瘤的诊断治疗策略

隆起型大肠肿瘤的概率和致癌率

2015 年 1 月至 2018 年 12 月在广岛大学医院内镜诊疗科 NBI 放大观察后通过内镜或外科切除得到病理组织学诊断的 6229 例大肠肿瘤病变的不同类型和肿瘤直径的癌变率如**表6**所示。隆起型病变的比例为 65.2%（4064/6229），直径 5mm 以下的微小病变占 74.6%（2062/2763）。总体癌发生率为 7.5%（303/4064），直径 5mm 以下的微小病变占 0.8%（16/2062），其中多数为腺瘤。另外，直径 5mm 以下的隆起型病变中 98.8%（2308/2062）可以通过 JNET 分类 Type B 诊断为腺瘤。像这样腺瘤占据大部分的隆起型病变不需要使用色素散布的 pit pattern 诊断，是 NBI 放大观察的最佳适应证病变。由此，NBI 放大观察不仅提高了检查的效率和便利性，还减轻

了被检查者的身体负担，在实际临床上的益处不可估量。

使用 JNET 分类的诊断策略

NBI 放大观察被定位为常规观察后的下一步骤（**图1**）。JNET 分类 Type 1、Type 2A、Type 3 与肉眼型无关，对各自的预测组织类型具有较高特异性，是可靠的诊断指标[17, 18]。因此，Type 1 需要经过观察（但是，根据肿瘤直径和形态，或者 SSP 有时需要进行内镜下切除），Type 2A 需要内镜下切除，Type 3 采用外科切除的方式基本上没有问题，特别是 high confidence（高置信度）诊断的情况下，也允许省略色素撒布放大观察[17-19]。由于大肠病变的大部分是 PG type 的隆起型腺瘤性病变，所以仅通过 NBI 放大诊断就可以确定治疗方案。但是，在选择直径小于

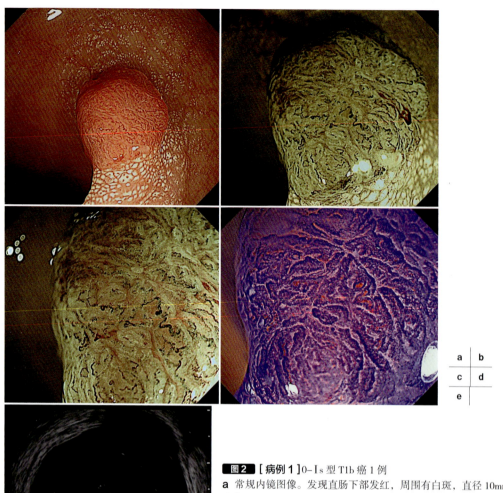

图2 [病例1] 0-Ⅰs型 T1b癌 1 例

a 常规内镜图像。发现直肠下部发红，周围有白斑，直径 10mm 的隆起型病变。

b NBI 放大图像（弱放大）。

c NBI 放大图像（中放大）。JNET 分类 Type 2B。

d 色素撒布内镜放大观察图像（结晶紫染色）。诊断为 V_1 型高度不规则 pit pattern。

e 超声波内镜图像，病变为低回声，黏膜层 / 黏膜下层的边界有些模糊，但是对 SM 高度浸润持否定的看法。

10mm 的大肠息肉的治疗时，如果是 Type 2B 的话，则是黏膜内癌 /SM 轻度浸润癌的诊断，所以不应该轻易进行 cold polypectomy/polypectomy，必须用 EMR 一次性切除[20, 21]。但是，Type 2B 对黏膜内癌 /SM 轻度浸润癌的特异性较低，不能否认其作为诊断指标稍差。因此，对于 Type 2B 病变，目前需要追加色素（结晶紫）染色的 pit pattern 诊断和超声内镜检查等，需要进行综合性的定性诊断（**图1**）。当然，Type 1、Type 2A、Type 3 病变诊断 low confidence（低置信度）的情况下，作为大肠病变的定性诊断方法，追加作为"金标准"的 pit pattern 诊断是不可或缺的[17]。另外，在 NBI 放大观察中呈现整齐的 surface pattern（Type 1、Type 2A）的病变中 pit pattern 诊断基本上一致。另一方面，呈现不整齐的 surface pattern（Type 2B、Type 3）的病变中，约三成的患者比 pit pattern 更倾向于不整齐，再加上通过它的区域性来决定治疗方案，理解每个人的病理组织学背景和诊断特征是很重要的[22, 23]。

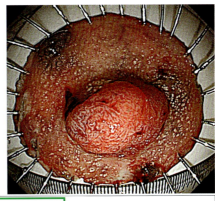

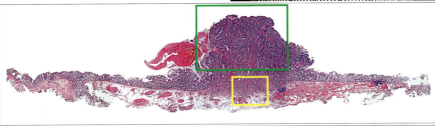

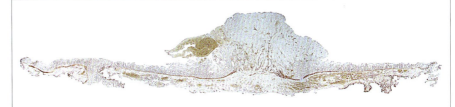

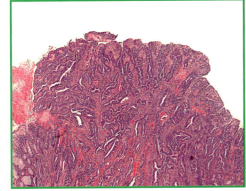

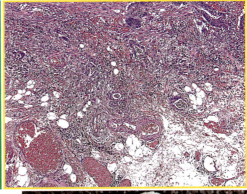

图2（续）

f 新鲜切除标本。

g 放大图像（HE 染色）。

h 免疫染色图像（desmin 染色）。黏膜肌层一部分消失。

i 肿瘤表面的弱放大图像（**g** 的绿色框部分）。发现了形成腺管结构破坏和不整齐腺管浸润增殖的肿瘤细胞。

j 浸润起始部位的弱放大图像（**g** 的黄色框部分），发现轻度成簇，自表层起肿瘤浸润距离为 5000μm。

k 映射图像（福尔马林固定后），最终病理组织学诊断为高分化管状腺癌，pT1b（SM 5000μm），BD1，Ly0，V0，HM0，V0。追加施行了腹腔镜下低位前方切除术，D2 廓清，但未发现局残留及淋巴结转移。

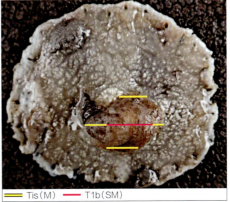

— Tis（M）　— T1b（SM）

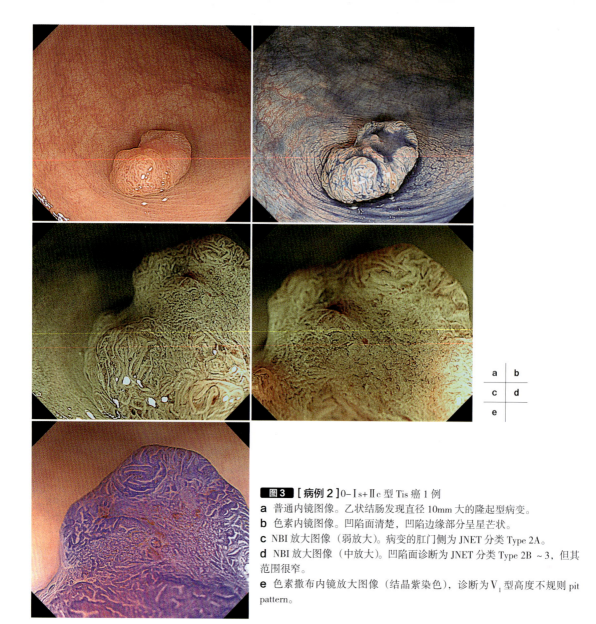

a	b
c	d
e	

图3 ［**病例 2**］0-Ⅰs+Ⅱc 型 Tis 癌 1 例

a 普通内镜图像。乙状结肠发现直径 10mm 大的隆起型病变。
b 色素内镜图像。凹陷面清楚，凹陷边缘部分呈星芒状。
c NBI 放大图像（弱放大）。病变的肛门侧为 JNET 分类 Type 2A。
d NBI 放大图像（中放大）。凹陷面诊断为 JNET 分类 Type 2B～3，但其范围很窄。
e 色素撒布内镜放大图像（结晶紫染色），诊断为 V₁ 型高度不规则 pit pattern。

病例

［**病例 1**］0-Ⅰs 型 T1b 癌 1 例（**图 2**）。

在常规内镜图像中发现下部直肠发红，周围有白斑，直径 10mm 的隆起型病变（**图 2a**）。在 NBI 放大图像中诊断为 JNET 分类 Type 2B（**图 2b**、**c**）。用色素内镜放大观察像（结晶紫）诊断为 V₁ 型高度不规则 pit pattern（**图 2d**）。在超声内镜成像中，病变表现为低回声，黏膜层 / 黏膜下层的边界比较模糊，SM 高度浸润为否定的结果（**图 2e**）。综上所述，考虑到 T1b 癌的

可能性，以完全切除活检目的施行了内镜下黏膜下层剥离术（endoscopic submucosal dissection, ESD）。

图 2f 所示的是新鲜切除标本，**图 2g** 为放大图像（HE 染色）。在免疫染色图像（desmin 染色）中，部分黏膜肌层消失（**图 2h**）。在肿瘤表面发现肿瘤细胞因形成腺管结构破坏和形成不规则腺管并浸润增殖的肿瘤细胞（**图 2i**）。浸润起始部位发现轻度成簇，肿瘤从表层的浸润距离是 5000μm（**图 2j**）。

图 2k 展示了映射图像（固定福尔马林后）。

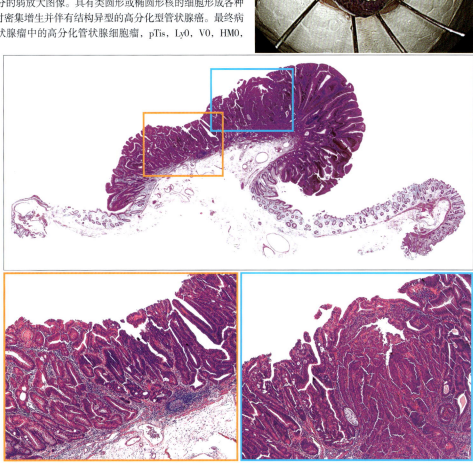

图3（续）

f 新鲜切除标本。

g 放大图像（HE 染色）。

h g 的橙色框部分的弱放大图像，腺瘤和癌转移部位。

i g 的蓝色框部分的弱放大图像。具有类圆形或椭圆形核的细胞形成各种大小的腺管，同时密集增生并伴有结构异型的高分化型管状腺癌。最终病理组织诊断为管状腺瘤中的高分化管状腺细胞瘤，pTis，Ly0，V0，HM0，V0。

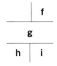

最终病理组织学诊断为高分化管状腺癌，pT1b（SM 5000μm），BD1，Ly0，V0，HM0，V0，追加施行了腹腔镜下低位前方切除术，D2 廓清，未发现局部残留和淋巴结转移。

［**病例2**］0-Ⅰs+Ⅱc 型 Tis 癌 1 例（**图3**）。

在常规内镜图像中，乙状结肠内发现直径为 10mm 的隆起型病变（**图3a**）。在色素撒布内镜图像（靛胭脂）中，可见凹陷表面清晰，凹陷边缘部分呈星芒状（**图3b**）。在 NBI 放大图像中，病变的肛门侧诊断为 JNET 分类 Type 2A，凹陷表面诊断为 JNET 分类 Type 2B～3，但该区域范围很窄（**图3c、d**）。

据色素内镜放大图像（结晶紫染色）诊断为 V_I 型高度不规则 pit pattern（**图3e**）。综上，考虑到 T1 癌的可能性，以完全切除活检为目的施行 EMR。

图3f 所示的是新鲜切除标本，**图3g** 为放大图像（HE 染色），**图3h** 所示的是腺瘤和癌的转移部分。

诊断为具有类圆形或椭圆形核的细胞形成

各种大的腺管，同时密集增生并伴有结构异型的高分化型管状腺癌（**图 3i**）。最终病理组织学诊断为管状腺瘤中的高分化管状腺癌，pTis，Ly0，V0，HM0，V0。

结语

大肠肿瘤中最常见的是 PG type 隆起型腺瘤（特别是微小病变），只能通过 JNET 分类来诊断，从其临床优点来看应该继续进行常规观察。另一方面，JNET 分类遗留下来的问题是 vessel pattern 和 surface pattern 的对比，锯齿状病变的处理，Type 2B 病变的处理[17]，Type 2B、Type 3 所见区域性的评估等。现在，为了解决这些问题，JNET 成员的 validation study 正在进行第二次 Web 测试。另外，作为日本消化器官内镜学会和欧洲内镜学会的国际共同研究，IEE-JNET（international endoscopic evaluation of JNET）也开始了。今后 JNET 的分类将进一步更新和全球化工作将会展开，NBI 放大观察有望成为大肠病变的定性诊断的关键。

参考文献

[1] Shimoda T, Ikegami M, Fujisaki J, et al. Early colorectal carcinoma with special reference to its development de novo. Cancer 64：1138-1146, 1989

[2] 岡志郎，田中信治．大腸腫瘍の発育形態分類：私はこう考える－内視鏡の立場から（2）肉眼形態分類および発育形態分類の住み分け．早期大腸癌 12：263-268, 2008

[3] 斉藤裕輔，田中信治，藤谷幹浩，他．症例検討－大腸 sm 癌深達度診断の現状：前向き検討 集計結果の解析と臨床的考察．胃と腸 41：1241-1249, 2006

[4] 岡志郎，田中信治．大腸癌の内視鏡診断－通常内視鏡診断の基本とコツ：隆起型早期癌．消化器外科 34：113-119, 2011

[5] Kudo S, Tamura S, Nakajima T, et al. Diagnosis of colorectal tumorous lesions by magnifying endoscopy. Gastrointest Endosc 44：8-14, 1996

[6] 佐野寧，田中信治，工藤進英，他．The Japan NBI Expert Team（JNET）大腸拡大 Narrow Band Imaging（NBI）分類．Intestine 19：5-13, 2015

[7] 岡志郎，田中信治，金子巌，他．大腸 sm 癌における浸潤度の臨床診断－拡大内視鏡診断を中心に．胃と腸 39：1363-1373, 2004

[8] Sano Y, Tanaka S, Kudo SE, et al. Narrow-band Imaging（NBI）magnifying endoscopic classification of colorectal tumors proposed by the Japan NBI Expert Team. Dig Endosc 28：526-533, 2016

[9] Nishiyama S, Oka S, Tanaka S, et al. Clinical usefulness of narrow band imaging magnifying colonoscopy for assessing ulcerative colitis-associated cancer/dysplasia. Endosc Int Open 4：E1183-1187, 2016

[10] Takata S, Tanaka S, Hayashi N, et al. Characteristic magnifying narrow-band imaging features of colorectal tumors in each growth type. Int J Colorectal Dis 28：459-468, 2013

[11] Sano Y, Horimatsu T, Fu KI, et al. Magnifying observation of microvascular architecture of colorectal lesions using a narrow band imaging system. Dig Endosc 18：S44-51, 2006

[12] Kanao H, Tanaka S, Oka S, et al. Narrow-band imaging magnification predicts the histology and invasion depth of colorectal tumors. Gastrointest Endosc 69：631-636, 2009

[13] Wada Y, Kudo S, Kashida H, et al. Diagnosis of colorectal lesions with the magnifying narrow-band imaging system. Gastrointest Endosc 70：522-531, 2009

[14] Saito S, Tajiri H, Ohya T, et al. Imaging by Magnifying Endoscopy with NBI Implicates the Remnant Capillary Network As an Indication for Endoscopic Resection in Early Colon Cancer. Int J Surg Oncol 2011：242608, 2011

[15] 斎藤豊，松田尚久，中島健，他．The Japan NBI Expert Team（JNET）大腸拡大 Narrow Band Imaging（NBI）分類の紹介．Gastroenterol Endosc 58：2314-2322, 2016

[16] Iwatate M, Sano Y, Tanaka S, et al. Validation study for development of the Japan NBI Expert Team classification of colorectal lesions. Dig Endosc 30：642-651, 2018

[17] Sumimoto K, Tanaka S, Shigita K, et al. Clinical impact and characteristics of the narrow-band imaging magnifying endoscopic classification of colorectal tumors proposed by the Japan NBI Expert Team（JNET）. Gastrointest Endosc 85：816-821, 2017

[18] Sumimoto K, Tanaka S, Shigita K, et al. Diagnostic performance of Japan NBI Expert Team classification for differentiation among noninvasive, superficially invasive, and deeply invasive colorectal neoplasia. Gastrointest Endosc 86：700-709, 2017

[19] 住元旭，田中信治，林奈那，他．拡大・超拡大内視鏡における質的診断能向上の検討（1）拡大内視鏡診断 b. NBI を主体とした拡大内視鏡観察の立場から（JNET 分類）．Intestine 21：442-448, 2017

[20] Komeda Y, Kashida H, Sakurai T, et al. Magnifying Narrow Band Imaging（NBI）for the Diagnosis of Localized Colorectal Lesions Using the Japan NBI Expert Team（JNET）Classification. Oncology 93：S49-54, 2017

[21] Uraoka T, Oka S, Ichihara S, et al. Endoscopic management of colorectal tumors less than 10mm in size：Current status and future perspectives in Japan from a questionnaire survey. Dig Endosc 30：S36-40, 2018

[22] Hayashi N, Tanaka S, Kanao H, et al. Relationship between narrow-band imaging magnifying observation and pit pattern diagnosis in colorectal tumors. Digestion 87：53-58, 2013

[23] 住元旭，田中信治，稲垣克哲，他．大腸腫瘍 pit pattern 診断の基本と画像強調観察所見との関係．胃と腸 54：39-47, 2019

Summary

Endoscopic Diagnosis of Early Colorectal Cancer with NBI Magnification

Shiro Oka[1], Shinji Tanaka[2],
Kyoku Sumimoto[1], Katsuaki Inagaki,
Yuki Okamoto, Hidenori Tanaka,
Kenta Matsumoto, Kazuki Boda,
Ken Yamashita, Yuki Ninomiya[2],
Yasuhiko Kitadai[3], Kazuaki Chayama[1]

NBI（narrow band imaging）magnifying endoscopic classification of colorectal tumors has been proposed by the Japan NBI Expert Team（JNET）. The JNET classification consists of four categories, including types 1, 2A, 2B, and 3, which are associated with the histopathological findings of hyperplastic polyp/sessile serrated polyp, low-grade intramucosal neoplasia, high-grade intramucosal neoplasia/shallow submucosal invasive carcinoma, and deep submucosal invasive carcinoma. According to the JNET classification, there is no significant difference in the diagnostic ability between protruded-type lesions and superficial lesions. In clinical practice, a majority of the protruded-type colorectal adenomatous lesions < 10mm in size belong to Type 2A. There is no need to provide a diagnostic pattern for these lesions using chromo-agents. However, Type 2B showed various histologic findings, ranging from low-grade intramucosal neoplasia to deep submucosal invasive carcinoma. Therefore, additional examinations, such as a pit pattern diagnosis using chromo-agents, are necessary for accurate diagnosis of Type 2B lesions. It is also essential to consider a diagnostic strategy with NBI magnification in order to effectively use JNET classification in colonoscopy.

[1]Department of Gastroenterology and Metabolism Hiroshima University Hospital, Hiroshima, Japan
[2]Department of Endoscopy, Hiroshima University Hospital, Hiroshima, Japan
[3]Department of Health Sciences, Prefectural University of Hiroshima, Hiroshima, Japan

隆起型早期大肠癌的内镜诊断

——从 pit pattern 诊断的立场来看

三泽 将史[1]
工藤 进英
片冈 伸一
中村 大树
一政 克朗
石垣 智之
武田 健一
丰嶋 直也
森 悠一
小形 典之
工藤 丰树
久行 友和
林 武雅
若村 邦彦
马场 俊之
石田 文生

摘要●本文研究了笔者所在医院诊治的 1824 例隆起型早期大肠癌的 pit pattern 和壁浸润深度。虽然在隆起型 T1b 癌中 V_N 型 pit pattern 的特异性为 99.5%，但在 T1b 癌中呈现 V_N 型、V_I 型高度不规则 pit pattern 的病变仅为 58.2%。从呈 V_I 型高度不规则 pit pattern 的病变来看，32.4% 是 Tis 或 T1a。隆起型早期大肠癌中，经常会出现黏膜内未发生改变但已浸润到黏膜下层深部的病例，以及 V_I 型高度不规则但没有深部浸润的病例。由此可见，隆起型早期大肠癌要注意有 pit pattern 诊断的局限性，与其他肉眼可见形态相比，需要更慎重地确定治疗方针。

关键词 放大内镜 pit pattern 早期大肠癌

[1] 昭和大学横浜市北部病院消化器センター
〒 224-8503 横浜市都筑区茅ケ崎中央 35-1 E-mail : mmisawa@med.showa-u.ac.jp

前言

利用放大内镜进行详细评估的方法，在大肠病变的定性、浸润深度诊断方面具有良好的精确度[1, 2]。还有以 NBI（narrow band imaging）为首的图像强调观察的可用性[3-5]的相关报道。Sakamoto 等[6]报告说，在早期大肠癌的浸润深度诊断中，pit pattern 的诊断精度更高，是确定早期大肠癌的治疗方案的"金标准"。

另一方面，隆起型肿瘤与平坦型、凹陷型病变相比，即使采用 pit pattern 诊断，也经常遇到难以诊断深度的情况[7]。这是因为隆起型病变引起的黏膜下层高度浸润癌，有时会在残留黏膜内病变的同时浸润到黏膜下层，难以表现反映表层结构异型的 pit pattern 的变化[8]。另外，对于隆起型病变，超声内镜检查（endoscopic ultransonography，EUS）也会因为衰减而对过深病变未必有用[9]，随着内镜下黏膜下层剥离术（endoscopic submuucosal dissection，ESD）的治疗效果的提升，以诊断性治疗为目的一次性切除的使用机会也在增加。但是，对于隆起型病变的 ESD，由于肌层牵引[10]、纤维化等，以及技术上遇到的困难，为了防止偶发症也要避免轻易的诊断性治疗。

本文以笔者所在机构的诊断病例为基础讲述了隆起型病变的 pit pattern 的特征。

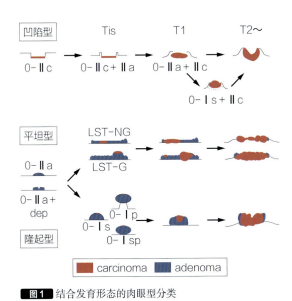

凹陷型
Tis　T1　T2〜

0-Ⅱc　→　0-Ⅱc+Ⅱa　→　0-Ⅱa+Ⅱc

0-Ⅰs+Ⅱc

平坦型
LST-NG

0-Ⅱa
LST-G

0-Ⅱa+dep

0-Ⅰp
0-Ⅰs
0-Ⅰsp

隆起型

■ carcinoma　■ adenoma

图1 结合发育形态的肉眼型分类

pit pattern	Tis	T1a	T1b	合计
表1 隆起型早期大肠癌的 pit pattern 和壁浸润深度				
Ⅲ/Ⅳ/Ⅵ型轻度不规则	1013	48	76	1137
Ⅵ型高度不规则	27	9	75	111
Ⅴ$_N$型	4	1	31	36
合计	1044	58	182	1284

发育形态分类和 pit pattern 诊断

随着对凹陷型早期大肠癌和侧方发育型肿瘤（laterally spreading tumor，LST）等的重要性认知的加深，可以预测大肠肿瘤的来源，根据潜在恶性程度来确定治疗方案，这在临床上非常重要。作者[11, 12]在这样的背景下，提倡结合发育进展的发育形态分类（**图1**）。发育形态分类将肉眼形态分为隆起型、平坦型、凹陷型，为了有效且高精度地进行放大内镜诊断，在考虑发育形态的同时进行观察是有用的。

1. 隆起型

隆起型肿瘤是内镜检查时遇到最多的病变，其中大部分是腺瘤，T1 癌的比例也比凹陷型低。pit pattern 多呈Ⅲ$_L$型或Ⅳ型，T1 癌多伴随着腺瘤成分，肿瘤直径比较大。隆起型 T1 的 pit pattern 中多呈Ⅳ型或Ⅴ型 pit pattern，如果呈Ⅴ$_N$型 pit pattern，则大多为 T1b 癌。

2. 平坦型

不足 10mm 的平坦型肿瘤几乎都是呈现Ⅲ$_L$型 pit pattern 的腺瘤，从平坦型肿瘤整体来看，T1 癌的比例较低，由此可见，在平坦型肿瘤中，临床上重要性特别高的是 10mm 以上的 LST。

3. 凹陷型

凹陷型肿瘤中 T1 癌的比例比其他类型都高，超过 10mm 的几乎都是 T1 癌。pit pattern 呈现出特征性的Ⅲ$_S$型和Ⅴ型 pit pattern。

隆起型早期大肠癌的 pit pattern 诊断

1. 对象和方法

笔者所在医院在 2001 年 4 月至 2018 年 6 月期间进行了放大内镜观察，针对进行内镜或外科治疗的隆起型早期大肠癌 1284 例病变，研究了 pit pattern 与壁浸润深度的关系。

2. 结果

表1 显示出隆起型早期大肠癌的 pit pattern 和浸润深度的关系。如果将Ⅴ$_N$型 pit pattern 作为 T1 癌症的指标，其特异性为 99.5%（1097/1102）。呈现Ⅴ$_N$型 pit pattern 诊断为 T1b 以上者，即便选择外科切除，那么过度手术的可能性很低。另一方面，在 T1 癌中，呈现出Ⅴ$_N$型 pit pattern、Ⅵ型高度不规则 pit pattern 的病变仅为 58.2%（106/182），其余 41.8% 的病变被浅读。呈现明显Ⅴ$_N$型 pit pattern 的病变，几乎都是 T1b 癌，诊断比较容易，但"反之未必是真"，T1b 癌并非全部都呈Ⅴ$_N$型 pit pattern。由于黏膜内病变保持在表层，所以在保持表层的 pit pattern 的同时，也是 T1b 癌，这在隆起型早期大肠癌中也会存在。另一方面，即使呈 T1b 癌的指标Ⅵ型高度不规则 pit pattern，32.4% 的病变（36/111）也是 Tis 或 T1a。在隆起型病变诊断为Ⅵ型高度不规则 pit pattern 时，也要考虑到深度阅读的可能性，为了防止过度手术也需要慎重确定治疗方案。

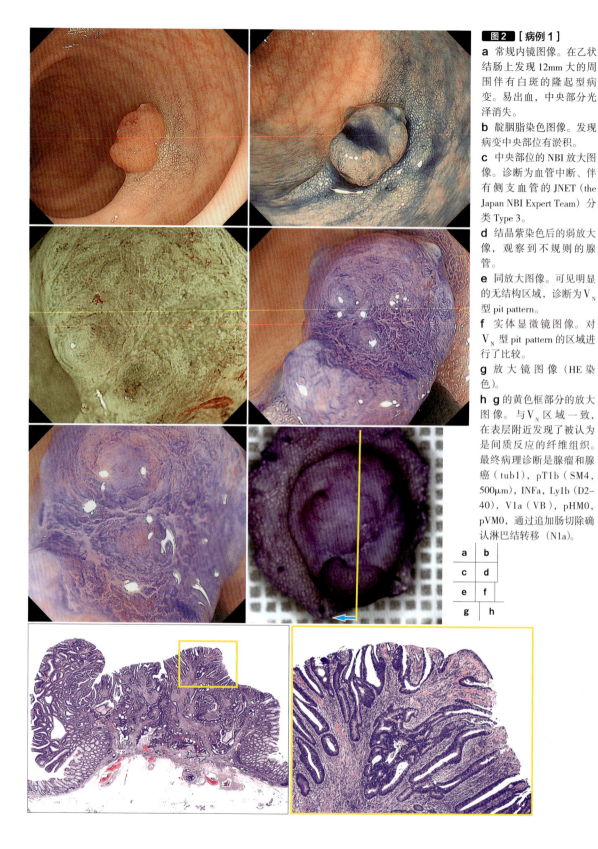

图2 [病例1]

a 常规内镜图像。在乙状结肠上发现12mm大的周围伴有白斑的隆起型病变。易出血，中央部分光泽消失。

b 靛胭脂染色图像。发现病变中央部位有淤积。

c 中央部位的NBI放大图像。诊断为血管中断、伴有侧支血管的JNET（the Japan NBI Expert Team）分类Type 3。

d 结晶紫染色后的弱放大像，观察到不规则的腺管。

e 同放大图像。可见明显的无结构区域，诊断为V_N型pit pattern。

f 实体显微镜图像。对V_N型pit pattern的区域进行了比较。

g 放大镜图像（HE染色）。

h g的黄色框部分的放大图像。与V_N区域一致，在表层附近发现了被认为是间质反应的纤维组织。最终病理诊断是腺瘤和腺癌（tub1），pT1b（SM4，500μm），INFa，Ly1b（D2-40），V1a（VB），pHM0，pVM0，通过追加肠切除确认淋巴结转移（N1a）。

a	b
c	d
e	f
g	h

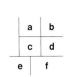

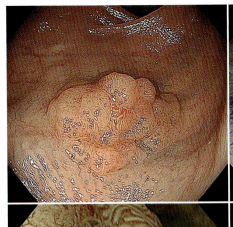

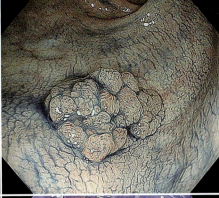

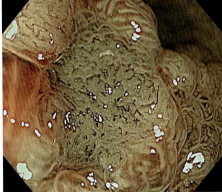

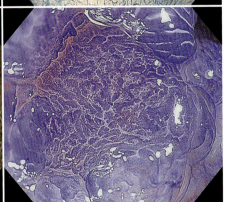

图3 ［病例2］

a 常规内镜图像。在直肠发现的 16mm 大的 0-Ⅰs 型病变中，病变中央附近有稍微发红的部分，对该部分进行了放大观察。

b 靛胭脂染色图像。

c NBI 放大图像。发现扩张不规则的血管，但未发现疏血管区域（JNET 分类 Type 2B）。

d 结晶紫染色后的放大图像确认了 V_I 型轻度不规则 pit pattern。

e 实体显微镜图像。

f 放大镜图像。施行了 EMR，诊断为腺瘤中的腺癌（tub1），pTis。

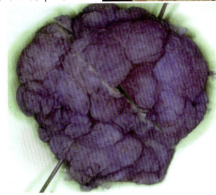

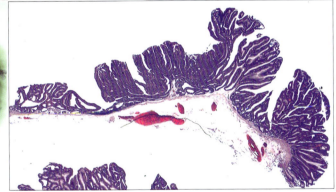

病例

［病例1］乙状结肠中发现 12mm 的 0-Ⅰs 型病变（图2a）。病变中央部分塌陷，确认有靛胭脂的蓄积（图2b）。在 pit pattern 诊断中，于病变中央部位发现 V_I 型高度不规则及 V_N 型 pit pattern（图2c～e）。

病理学上为 T1b 癌（SM4，500μm）（图2f～h）。如本病例所示，如果呈明显的 V_N 型 pit pattern，深度诊断比较容易。

［病例2］直肠 16mm 的 0-Ⅰs 型病变（图3a）。在病变中央附近发现了稍发红的黏膜不规则区域（图3b）。该部位的 pit pattern 是边缘不规则、内腔狭窄的 V_I 型高度不规则 pit pattern（图3c、d）。综合诊断为 T1a。

病理组织学上为伴有腺瘤成分的黏膜内癌（图3e、f）。如本病例所示，在隆起型 V_I 型高度不规则 pit pattern 中经常凭经验估计深度。

［病例3］横结肠发现 10mm 的 0-Ⅰs 型病变。色调发红，易出血（图4a、b）。pit pattern

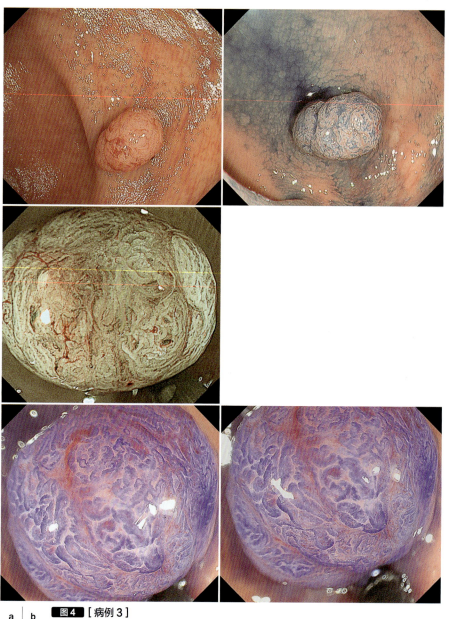

a	b
c	
d	e

图4 [病例3]

a 在横结肠发现 10mm 大的 0-Is 型病变，易出血。

b 靛胭脂染色图像。未见塌陷的凹面。

c NBI 放大图像。JNET 分类诊断为 Type 2B。

d，e 结晶紫染色后的放大图像。部分发现绒毛状结构，但表面花纹不整齐。未发现高度不规则组织结构，诊断为 V_I 型轻度不规则 pit pattern。

为 V_I 型，但没有明显的高度不规则，诊断为 V_I 型轻度不规则 pit pattern（**图4c～e**），实施了内镜治疗。

病理组织学观察显示，有一部分管状绒毛腺瘤，大范围地发现了高分化腺癌（**图4f～h**）。在存在黏膜内病变的同时，一部分癌腺管浸润到黏膜下层，从黏膜肌层到最深部的距离为 1737μm。像本病例那样，在存在黏膜内病变的

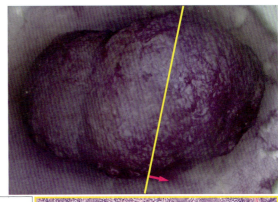

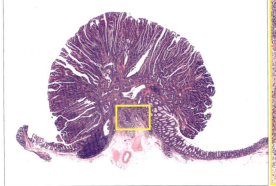
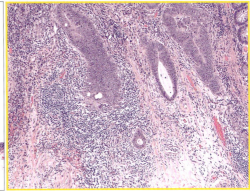

图4（续）

f 实体显微镜图像。**d**、**e** 的评估部分。

g 病理组织图像。部分有管状绒毛腺瘤，大部分是高分化腺癌。

h g 黄色框部分的放大图像。癌腺管浸润在黏膜下层，黏膜肌层大部分得到保持，从肌层测量到最深部的距离为1737μm，最终病理诊断为 adenocarcinoma（tub1）with adenoma，pT1b（SM 1377μm），INFb，Ly0，V0，BD1。

状态下，浸润到黏膜下层，隆起型病变由于黏膜内病变的厚度而难以向最表层表现变化，有时难以推测深度。

结语

在隆起型早期大肠癌的诊断中，重要的是要考虑到有不少 pit pattern 无用的病例。不仅仅是通过 pit pattern 诊断、NBI 放大观察、2018年上市的超放大内镜（Endiocythoscopy）[13, 14]等多个放大内镜的观测结果，还应结合通常白光观察中的紧张感和褶皱的形态等观察，进行综合诊断，这是非常重要的。任何形式的结果与其他结果不一致时，治疗方案均应慎重决定。

参考文献

[1] Kudo SE, Hirota S, Nakajima T, et al. Colorectal tumours and pit pattern. J Clin Pathol 47：880-885, 1994

[2] Li M, Ali SM, Umm AOS, et al. Kudo's pit pattern classification for colorectal neoplasms：a meta-analysis. World J Gastroenterol 20：12649-12656, 2014

[3] Wada Y, Kudo SE, Kashida H, et al. Diagnosis of colorectal lesions with the magnifying narrow-band imaging system. Gastrointest Endosc 70：522-531, 2009

[4] Sumimoto K, Tanaka S, Shigita K, et al. Diagnostic performance of Japan NBI Expert Team classification for differentiation among noninvasive, superficially invasive, and deeply invasive colorectal neoplasia. Gastrointest Endosc 86：700-709, 2017

[5] 佐野寧，田中信治，工藤進英，他. The Japan NBI Expert Team（JNET）大腸拡大 Narrow Band Imaging（NBI）分類. Intestine 19：692, 2015

[6] Sakamoto T, Nakajima T, Matsuda T, et al. Comparison of the diagnostic performance between magnifying chromoendoscopy and magnifying narrow-band imaging for superficial colorectal neoplasms：an online survey. Gastrointest Endosc 87：

1318–1323, 2018

[7] 原田拓，山野泰穂，吉川健二郎，他．拡大内視鏡で深達度診断が困難であった隆起型早期大腸癌の1例．胃と腸 47：256–262, 2012

[8] 佐竹信哉，工藤進英，樫田博史，他．大腸 sm 癌における浸潤度の臨床診断精度 – 拡大内視鏡診断を中心に．胃と腸 39：1357–1362, 2004

[9] Mukae M, Kobayashi K, Sada M, et al. Diagnostic performance of EUS for evaluating the invasion depth of early colorectal cancers. Gastrointest Endosc 81：682–690, 2015

[10] Toyanaga T, Man–i M, Ivanov D, et al. The results and limitations of endoscopic submucosal dissection for colorectal tumors. Acta Chir Iugosl 55：17–23, 2008

[11] 工藤進英，工藤由比，池原伸直，他．発育形態分類および微細表面構造からみた大腸腫瘍の発育進展．消化器科 44：141–146, 2007

[12] 蟹江浩，工藤進英，樫田博史，他．Is＋IIc の取り扱い—陥凹型腫瘍の発育形態別の臨床病理学的特徴と治療選択．早期大腸癌 12：295–300, 2008

[13] Kudo SE, Wakamura K, Ikehara N, et al. Diagnosis of colorectal lesions with a novel endocytoscopic classification –a pilot study. Endoscopy 43：869–875, 2011

[14] Kudo SE, Misawa M, Wada Y, et al. Endocytoscopic microvasculature evaluation is a reliable new diagnostic method for colorectal lesions（with video）. Gastrointest Endosc 82：912–923, 2015

Summary

Pit Pattern Diagnoses for Protruding
Early Colorectal Cancer

Masashi Misawa[1], Shin-ei Kudo,
Shinichi Kataoka, Hiroki Nakamura,
Katsuro Ichimasa, Tomoyuki Ishigaki,
Kenichi Takeda, Naoya Toyoshima,
Yuichi Mori, Noriyuki Ogata,
Toyoki Kudo, Tomokazu Hisayuki,
Takemasa Hayashi, Kunihiko Wakamura,
Toshiyuki Baba, Fumio Ishida

In this study, we retrospectively analyzed 1,284 patients with protruding early colorectal cancer and their pit pattern findings. When we assumed the type V_N pit pattern as an indication of T1b cancer, the specificity was 99.5%. Conversely, the proportion of T1b cancers that were revealed to be type V_N or having a V_I high-grade pit pattern was only 58%. Thirty-two percent of the lesions with a V_I high-grade pit pattern were Tis or T1a cancer. Protruding colorectal cancer often invades the deep submucosal layer without exposing the submucosal cancer tissue. Therefore, it is necessary to carefully determine the treatment procedure for protruding early colorectal cancer compared to other macroscopic types of cancer.

[1]Digestive Disease Center, Showa University Northern Yokohama Hospital, Yokohama, Japan

隆起型早期大肠癌的 EUS 诊断

齐藤 裕辅[1]

小林 裕

稲场 勇平

吉田 萌

杉山 隆治

助川 隆士

小泽 贤一郎

垂石 正树

藤谷 干浩[2]

摘要● 本文在隆起型大肠 T1（SM）癌浸润深度诊断方面的超声内镜检查（EUS）诊断的技巧和可诊断对象的范围进行了分析。与其他检查方法不同，EUS 是通过获取病变的垂直剖面图像可以直接观察大肠癌向 SM 或更深层浸润的图像的检查方法。在内镜检查的同时，进行可以实施的超声细径探头检查很方便，故推荐进行。用内镜预先以怀疑存在 SM 深部浸润的部位为中心进行扫描，在隆起型病变中，按住病变顶部和基部开始扫描比较有用。在病变高度超过 6mm 的隆起型病变中，经常由于深部衰减而不能较好地诊断浸润深度，此时合并使用低频探头（12MHz 或 7.5MHz）是有用的。无论是选择内镜摘除还是用外科手术治疗，与 T1 癌中 Tis·T1a 癌相比，隆起型、表面型的浸润深度正确诊断率均明显高，这一点是有意义的。对怀疑是 T1b 癌的病变高频超声细探头检查（HUFP）是有用的（均为 $P < 0.05$，χ^2 检验）。在隆起型中，0–Ⅰp·0–Ⅰsp 型中 EUS 的正确诊断率较低，没有意义（正确诊断率 65.3%，Tis·T1a 癌和 T1b 癌不具有统计学意义上的差别，$P=0.20$）。0–Ⅰs 型中，在怀疑 0–Ⅰs 型深部浸润的病变中，浸润深度正确诊断率与 T1b 癌中的 Tis·T1a 癌相比较高，这一点是有意义的（$P=0.01$，χ^2 检验），检查怀疑是 0–Ⅰs 浸润深度的病变是有用的。

关键词　超声内镜检查（EUS）　隆起型早期大肠癌　ESD　EMR

[1] 市立旭川病院消化器病センター　〒070–8610 旭川市金星町 1 丁目 1-65
　　E-mail：yuhei@asahikawa–med.ac.jp
[2] 旭川医科大学内科学講座消化器·血液腫瘍制御内科学分野

前言

近年来由于发现大肠癌病例数量的增加[1] 和内镜下摘除术［（内镜下黏膜切除术（endoscopic muucosal resection，EMR）[2]、内镜下黏膜下层剥离术（endoscopic subucosal dissection，ESD）[3]］的普及，并且确立了针对早期大肠癌的内镜治疗的根治基准[4]，所以手术前对早期大肠癌的浸润深度诊断变得更为重要。能够帮助进行浸润深度诊断的检查方式有灌肠 X 线造影检查[5]、常规内镜检查[6]、放大内镜检查[7-9] 等，但是超声内镜检查（endoscopic ultrasonography，EUS）和高频超声细探头检查（high-frequency ultrasound probe，HFUP）[8-10] 具有这些检查所没有的优点，它们能够得出接近病变的病理剖面的断层图像，并且图像具有客观性，这是其他检查方法无法与之相比的优势。

HFUP 最适合应用于早期大肠癌的治疗，在帮助术前判断是实施内镜下摘除（EMR、ESD）还是进行外科手术治疗上是很有用的。《大肠癌诊疗指南（医生用 2019 年版）[4]》对于术前诊断为 Tis 癌或 T1a 癌的早期癌症推荐使用内镜摘除，诊断为 T1b 癌的推荐进行外科手术。因此重要的是要在术前准确判断出 Tis 癌、T1a 癌和 T1b 癌。这时用 HFUP 对其鉴别是很有用的检查手段。此外，《大肠息肉诊疗指南（2014 年版）[11]》中，没有特别推荐用 EUS 进行早期大肠癌的浸润深度的诊断。

本文对于早期大肠癌的诊断，以及 EUS 检查时能简便实施的 HFUP 的检查手法，绘制病变的技巧和诊断效果做了说明。此外还说明了隆起型早期癌症的浸润深度诊断可能的范围，特别是 PG type 病变浸润深度诊断的最大范围。

HFUP 的适用范围

EUS 的优点是其他检查方法所不具备的。如灌肠 X 线造影检查和大肠内镜检查等无法与之相比，因为它可以在病变的病理剖面图像附近得到断层图像。它的适用范围是所有的大肠疾病。一般来说，与炎症性肠部疾病相比，它在肿瘤性病变方面诊断上的作用较大。尤其对包括黏膜下肿瘤（submuucosal tumor，SMT）在内的非上皮性肿瘤疾病，在其浸润深度诊断、性状诊断以及治疗方法的判断上非常有帮助[12]。此外，早期大肠癌的浸润深度诊断上，HFUP 也可以很好地适用。已经有报告指出，近年来表面型早期大肠癌的发现率增加，对于那些从肿瘤较小时就已经发展为浸润到 SM 深部的病变，在判断是进行 EMR、ESD 的内镜摘除还是实施外科手术摘除时，HFUP 是非常有用的检查法[13-19]。但是 HFUP 对隆起型早期癌的浸润深度诊断，有后述的几个问题点，尤其是对于 PG type 癌就很难适用。

HFUP 的检查手法

1. 除气水充填法

通常为了使用 HFUP 获得大肠壁的断层图像，需要有除气水或温水做连接（声阻抗低的空气的存在对于获得超声像是有影响的）（除气水充填法）。胃和食道中必须加入除气水，而大肠用自来水管道的微温的水就足够了。一般来说，从直肠到乙状结肠的远端大肠需要 150 ~ 200mL 的水，水的需求量很少，从横结肠到升结肠的大肠深部需要 300mL 以上的水。注入微温的水的技巧是注意不混入气泡，慢慢地注入。

2. 通过 HFUP 较好绘制病变图像的技巧

1）病变图像绘制不理想的原因和解决方法

应用 HFUP 不能得到良好的图像（存在概率为 10% 左右）的原因有以下几点。

①老年患者由于（肠道）蠕动而难以留住水。②处于较大弯曲部位附近的病变以及 haustra 上部和背面的病变，是难以绘制和扫描的。③用内镜时是从正面观察病变，所以用 HFUP 垂直地扫描病变是很困难的。

这些常见问题的解决方法是，对于①在水下扫描病变需要抑制肠道蠕动，服用抗胆碱药或葡萄糖，或注入薄荷油是很重要的。另外，开始时注入更多的温水，然后检查时边吸取温水边检查也是很重要的。对于②③除了进行体位变换和水量调节外，如果可以使用双信道 scope 的设备，检查时从另一个钳子孔插入把持钳子等，抑制 haustra 是有帮助的。

应用以上解决方法重要的是要充分认识到 HFUP 检查的应用范围，再进行应用。

2）边看超声图像边扫描，而不要看内镜图像

内镜检查时在病变和超声探头之间保持适当距离，也要缓慢地无遗漏地进行扫描，这一点是很重要的。但是此时，不要看内镜，而是要看超声画面进行扫描，这是提高诊断效果的捷径，也是获得良好图像的技巧。

另外，在扫描前用内镜预先在深部浸润可能性高的地方做上记号，然后重点扫描那个地

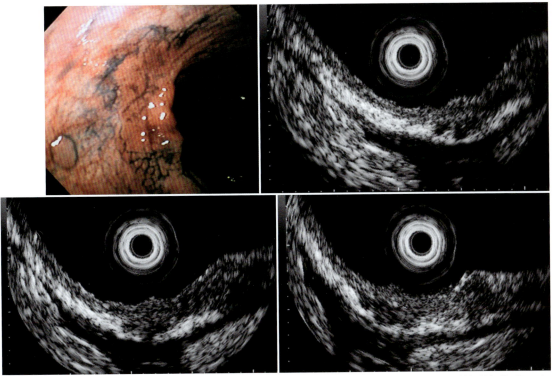

a	b
c	d

图 1 以浸润部位为目标扫描，用内镜将浸润部位做标记（**a**），开始向浸润部从周围开始慢慢扫描（**b，c**），重点扫描浸润部位（**d**）

方，这样正确诊断率提高（**图 1**）。

3）尝试按压扫描

在隆起型病变中，由于深部衰减，会出现难以绘制浸润最前端的情况。此时，通过将探头按到病变顶部或病变基部进行扫描，有时可以绘制出浸润最深部位。只是，这样检查有时会导致出血，最好在内镜检查后再进行按压（**图 2、图 3**）。

4）增加开始注入的温水的量

因为预先注入的微温水的量多，所以即使有些许蠕动，也会有水分残留下来。另外，通过一边吸取温水一边扫描病变，使（大肠）壁的构造更加清楚，容易得到较好的图像（**图 4**）。

正常大肠壁 HFUP 图像

使用 20MHz 的 HFUP，对正常大肠壁结构最多可绘制出 9 层结构，第 1~3 层为黏膜层，第 4 层的 string low echo 层为黏膜肌层，第 5 层的高回声层为黏膜下层，第 6~8 为固有肌层，第 6 层的内环肌层和第 8 层的外纵肌层之间，作为第 7 层的 string high echo 层绘出固有肌层间回声（相当于边界回声），第 9 层的高回声层相当于深于浆膜（外膜）下层的深层[13-19]（**图 5**）。

隆起型早期大肠癌浸润深度诊断时 HFUP 的注意事项

在 20MHz 的 HFUP 中，由于高频的空间分辨率良好，但是在厚度较高的病变中，由于深部衰减，绘制和观察最前端浸润部位的效果都不好，所以常常出现浸润深度诊断困难的情况。笔者在处理病变厚度不满 6mm 的病变时使用 HFUP，在处理病变厚度为 6mm 以上的厚度比较高的隆起型病变时，用低于 12MHz 的低频探头。特别是检查小的隆起型癌时，仅用高频探头，会出现由于深度衰减而使浸润深度诊断出现错误的情况，也会出现选错治疗方法的情况（**图 6**）。此时，通过合并使用低频探头，则可以观察浸润

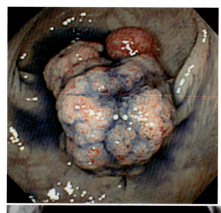

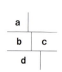

图2 在隆起型病变中，通过扫描病变的顶部和底部，有时可以进行浸润深度的正确诊断〔乙状结肠大小25mm的0-Ⅰsp型T1b癌（SM浸润距离2200μm？）病例〕

a 内镜图像。
b 从顶部开始的扫描。
c 从顶部起按压扫描。可见向SM的浸润图像。
d 病理组织图像。进行了分割切除，附加了肠切除手术，观察不到残留病变。

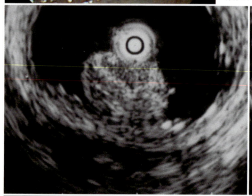
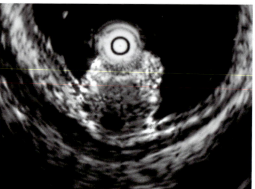

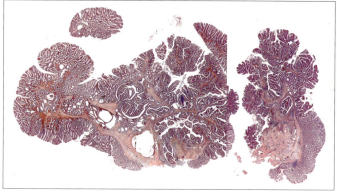

最深部位（**图7**）。另外，由于20MHz的探头较好扫描效果的范围约2cm，比较窄，所以大多不适合诊断（大肠）壁外淋巴结转移。诊断为SM深部浸润癌（T1b）的病变在有必要确认是否存在淋巴结转移时，HFUP检查时推荐合并使用12MHz或7.5MHz的探头来检查。

HFUP对大肠癌浸润深度的诊断

2008年1月至2017年12月在笔者所在医院实施HFUP的早期大肠癌共274例（除无法确诊的29例）。这些病变的肉眼观分型和浸润深度等指标见**表1**。

图8表示HFUP对于肉眼型不同的病例诊断浸润深度的深度的能力。从不同肉眼型浸润深度诊断的正确诊断率来看，与隆起型的69.9%相比，表面型为82.8%明显较高（$P<0.05$，χ^2检验），无论属于何种肉眼型，与Tis·T1a癌相比T1b癌的正确诊断率也明显高，这是有意义的。（$P<0.05$，χ^2检验）。

将隆起型早期癌分为肉眼型0-Ⅰp·0-Ⅰsp

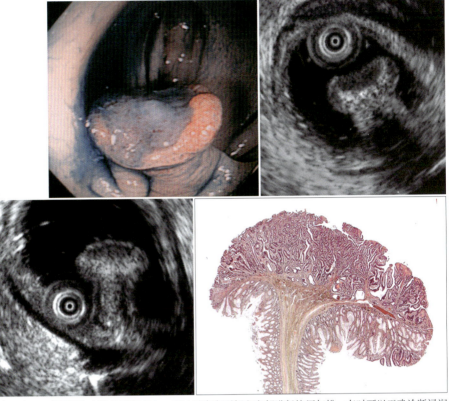

a	b
c	d

图3 在隆起型病变中，通过对病变顶部和底部进行按压扫描，有时可以正确诊断浸润深度〔乙状结肠的大小为 12mm 的 0-Ⅰsp 型 Ta1 癌（SM 浸润距离 900μm？）病例〕

a 内镜图像。
b 从顶部扫描。
c 从根部扫描。
d 病理组织图像。

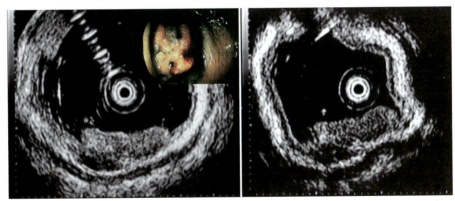

a	b

图4 边吸取肠道内的水边进行扫描。开始时多存些水进行扫描（**a**）。一边吸取水一边扫描，使肠臂结构略微形成厚度，变清晰后容易得到良好的图像（**b**）。**a** 的 inset 是内镜成像

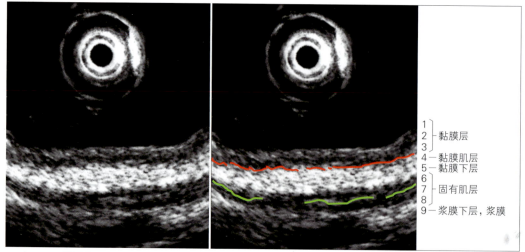

	1	
	2	黏膜层
	3	
	4	黏膜肌层
	5	黏膜下层
	6	
	7	固有肌层
	8	
	9	浆膜下层，浆膜

<table>
<tr><td>a</td><td>b</td></tr>
</table>

图5 HFUP 中的正常大肠的肠壁结构（SP-701，20MHz）。绘制出 9 层结构，从管腔的一侧开始，第 1～第 3 层是黏膜层，第 4 层的 string low echo 层（红色）是黏膜肌层，第 5 层是黏膜下层，第 6 层是内环肌层，第 7 层的 string high echo 层（绿色）是固有肌层间回声，第 9 层相当于是浆膜下层以下

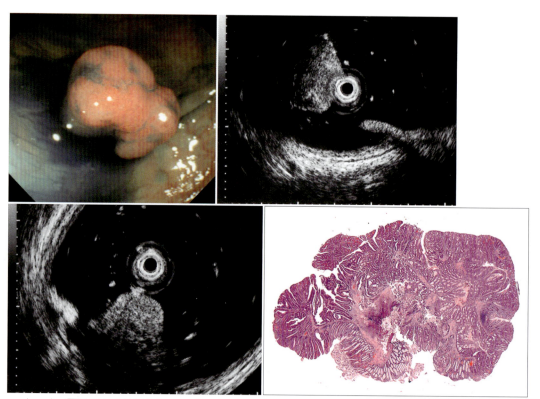

<table>
<tr><td>a</td><td>b</td></tr>
<tr><td>c</td><td>d</td></tr>
</table>

图6 乙状结肠大小 12mm 的 0-Ⅰs 型 T1b 癌（内镜摘除后深部断端呈阳性。补充实施了外科的切除，但未发现残留、淋巴结转移）。内镜观察可见是伴随轻度的紧满感所见的病变（**a**），病变根部的扫描（**b**），由于深部减衰，从顶部扫描（**c**）浸润先进部也无法绘制出浸润最前端部位。进行了内镜摘除，但是切除断端阳性

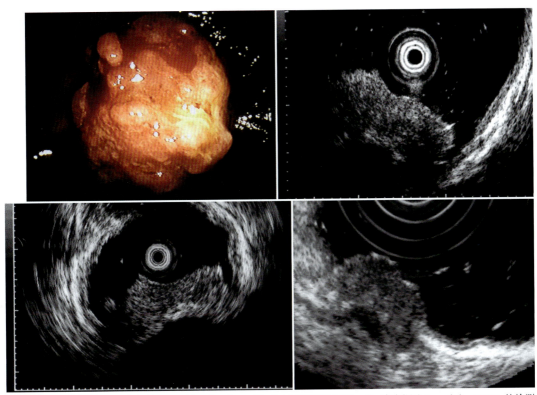

a	b
c	d

图7 直肠大小为 22mm 的 0-Ⅰs 型 T1b 癌（SM 浸润距离 5000μm），病变深达 8mm（**a**），20MHz 的检测由于深部减衰而难以诊断（**b**）。虽然 15MHz 的检测绘制出最深部，但不够充分（**c**）。使用 7.5MHz 的话可以绘制出最深部，可以诊断为 T1b 癌（**d**），需要根据病变的深度来决定使用哪种低频探头

表1 实施了 EUS 的早期大肠癌的肉眼型，按浸润深度区分的病变数

肉眼型	总数	浸润深度			
		Tis	T1a	T1b (SM2)	T1b (SM3)
隆起型					
0-Ⅰp，0-Ⅰsp	49	19	8	19	3
0-Ⅰs	74	24	12	24	14
表面型					
LST	52	43	4	4	1
0-Ⅱa	46	23	5	13	5
0-Ⅱc	13	6	5	2	0
0-Ⅱa+Ⅱc	40	4	3	19	14
合计	274	119	37	81	37

LST：laterally spreading tumor，侧向发育型肿瘤。
〔2008 年 1 月至 2017 年 12 月市立旭川病院〕

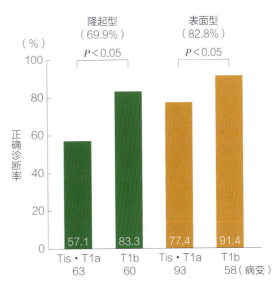

图8 HFUP 对不同肉眼型的浸润深度诊断能力。与隆起型的 69.9% 相比，表面型高达 82.8%（$P < 0.05$，χ^2 检验），这是有意义的。无论哪一种肉眼型，与 Tis·T1a 癌相比，T1 癌的正确诊断率都较高（$P < 0.05$，χ^2 检验），是有意义的

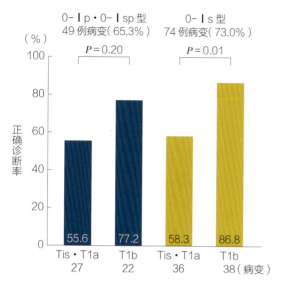

图9 隆起型早期大肠癌 EUS 的深度诊断能力。0-Ip·0-Isp 型的正确诊断率为 65.3%，较低，Tis·T1a 癌和 T1b 癌的正确诊断率没有显著差异（P=0.20）。0-Is 型的正确诊断率为 73.0%，虽然不是很高，但是 0-Is 型 T1b 癌与 Tis·T1a 癌症相比正确诊断率有显著差异（P=0.01）

型的病变（虽然不是 0-Ip·0-Isp 型的全部病变，但大部分的病变都是 PG type）和 0-Is 型〔PG type 和 NPG（non polyoid growth）type 混杂存在〕，其浸润深度的正确诊断率如**图9**表示。大部分表现为 PG type 的 0-Ip·0-Isp 型的 49 例病变的浸润深度正确诊断率为 65.3%（32/49），较低。Tis·T1a 癌和 T1b 癌的浸润深度正确诊断率没有明显的差别（P=0.20），这一点没有意义。而且 0-Is 型 74 例病变中浸润深度正确诊断率也同样是 73.0%（54/74），并不是很高。但是与 0-Is 型的 T1b 癌和 Tis·T1a 癌相比浸润深度正确诊断率较高，这一点是有意义的（P=0.01，χ^2 检验）。

讨论

HFUP 检查是一种在病变的病理剖面图像附近可以得到断层图像的检查。它具有灌肠 X 线造影检查和大肠内镜检查所不具备的优点。这次的研究明确了在早期大肠癌的浸润深度诊断中，HFUP 检查最适合检查在内镜下怀疑是 T1b（SM 深部浸润）癌的病变，且对表面早期大肠癌的

诊断最有用。在隆起型大肠癌中，高频探头的不足是因为存在深部衰减，所以浸润深度正确诊断率较低。这次只将隆起型癌按肉眼型来分类，虽然考虑到发育的原因没有分类为 PG type 和 NPG type，但是 PG type 占大部分的 0-Ip·0-Isp 型的浸润深度正确诊断率为 65.3%，较低。用 HFUP 检查 T1 癌症，诊断能力是很强的，但是检查 0-Ip·0-Isp 型也没有差别，没有意义。因此上述肉眼型的病例实施 HFUP 的有效性较低，就不需要附加 HFUP 检查了。

0-Ip·0-Isp 型的早期癌中的大部分〔包括同时期未进行 HFUP 的病例在内的所有早期大肠癌 945 例病变中，0-Ip·0-Isp 型为 934 例病变（Tis 789 例病变，T1a 74 例病变，T1b 71 例病变），其中有 92.4%（863/934）〕是 T1 的癌。这些病例从肉眼型来看，在内镜下观察不到任何怀疑是 T1b 癌的所见，如紧满感、表面坚硬、凹凸不平、褶皱集中、（大肠）壁出现硬化的所见。对于这样的病例，应积极进行内镜治疗[20]，0-Ip·0-Isp 型早期大肠癌的浸润深度诊断不需要 HFUP 检查。这是笔者早前报道过的。但是怀疑有些病变是 T1b 癌，虽是 0-Ip·0-Isp 型也可推断出是 NPG 导致的。对于这样的病变，可以考虑实施 HFUP，它可适用于在治疗前确认是否是 T1b 癌。

另一方面，HFUP 检查对于 0-Is 型癌（同时期 0-Is 型早期癌为 421 例病变，其中 T1s 271 例病变，T1a 35 例病变，T1b 115 例病变）的浸润深度正确诊断率为 73%，也不怎么高。但是对 0-Is 型 T1b 癌，与 Tis·T1a 癌相比，浸润深度正确诊断率明显要高，这一点具有统计学意义。对于怀疑是 0-Is 型的 T1b 癌的病变应考虑积极地进行 HFUP。由于 0-Is 型的 T1b 癌中混在存在着 PG type 和 NPG type，所以对于特殊怀疑是 0-Is 型 NPG 的病变，应积极实施 HFUP；对于 0-Is 型的 PG type 的早期癌，如前所述，应尝试从病变顶部和病变附着部开始进行按压扫描，另外合并使用低频探头，期待能使浸润深度正确诊断率得到提高。

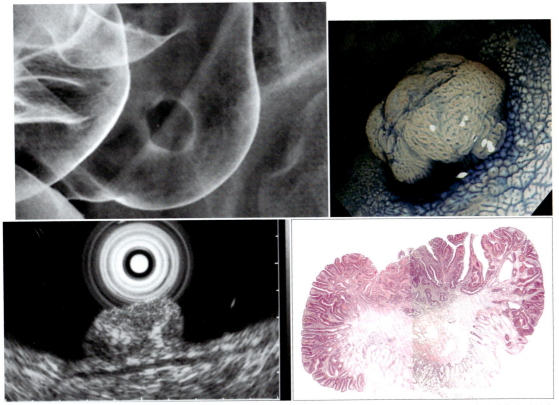

a	b
c	d

图10 [**病例1**] 直肠 Ra 上长度为 7mm 的 0−Ⅰs 型 T1a 癌（SM 浸润距离 700μm）。灌肠 X 线造影检查可见在隆起中央有轻微钡斑的病变（**a**），放大内镜检查可见隆起中央部分发红较重，略微凹陷，呈现出与周围不同的表面性状，怀疑是 T1 癌（**b**）。HFUP 检查可见略微存在 SM 浸润，但不存在深部浸润，用 EMR 进行了摘除（**c**）。病理组织学上判断是 T1 癌症，SM 浸润距离为 700μm（**d**）

有报告指出，隆起型早期大肠癌中的 PG type 的癌用内镜观察难以诊断浸润深度[21]。因为 PG type 特殊难于表现出一般的浸润所见，所以容易使观察停留在表面。还有就是因为黏膜肌层嵌入呈栅栏状嵌入头部等。再者由于肠部蠕动，可经常看到固有肌层也出现纤维性肥厚的所见，所以即使是早期癌，也会表现出大肠壁伸展不良的所见。而且在病变深部癌的组织型的分化度下降，形成黏液的话，即使适用于放大内镜检查，诊断其浸润深度也很困难，这样的病变也很多。通过内镜摘除，有时也会出现成为深部断端阳性的病变（**图6**）。由于 NBI（narrow band imaging）和放大内镜的 JNET（the Japan NBI Expert Team）分类[22]的普及，可期待对隆起型早期癌的浸润深度诊断能力会有所提高，但今后

对于这样的隆起型癌，特别是 PG type 早期癌的浸润深度诊断，期待能出现新的有效的检查器械。

病例

[**病例1**] 直肠 Ra 的大小 7mm 的 0−Ⅰs 型 T1 癌（SM 浸润距离 700μm）。

灌肠 X 线造影检查可见是在隆起中央有轻微的钡斑的病变（**图10a**），用放大内镜检查可见隆起中央部分发红较强，略微凹陷，表现出与周围不同的表面性状，怀疑是 T1 癌（**图10b**）。用 HFUP 检查怀疑稍微向 SM 浸润，但不存在深部浸润，用 EMR 进行了摘除（**图10c**）。病理组织学上是 T1 癌，SM 浸润距离是 700μm（**图10d**）。在本例中，用 HFUP 检查明确否定存在明显的

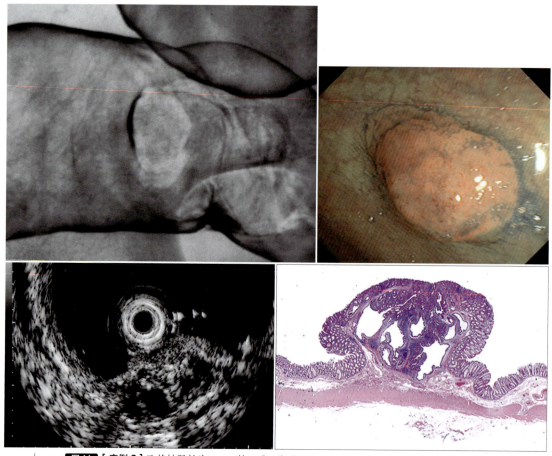

a
b
c
d

图11 [病例 2] 乙状结肠长为 15mm 的 0-I s 型 （NPG type），T1b 癌 （SM 浸润距离 3000μm）。灌肠 X 线造影检查可见是伴随较明显隆起的无蒂性隆起型病变 （**a**）。内镜检查可见病变的边缘在正常黏膜上突起，从内镜检查来看高度怀疑是 T1 癌 （**b**）。HFUP 检查可见在 SM 上存在多发的 cystic lesion，明确了癌在形成囊肿状扩张下腺管的同时浸润到 SM 中 （**c**）。虽然进行了手术，但是病理组织学上来看是同 HFUP 的所见

SM 浸润，并诊断出是可以用内镜治疗完全摘除的癌。HFUP 对于治疗方法的选择上是有用的。

［ **病例 2**] 乙状结肠大小 15mm 的 0-I s 型 （NPG type），T1b 癌 （SM 浸润距离 3000μm）。

通过灌肠 X 线造影检查可见是伴随较明显的突起的无蒂性隆起型病变 （**图11a**）。内镜下可见病变的边缘是正常黏膜隆起，高度怀疑是 T1b 癌 （**图11b**）。通过 HFUP 检查可见在 SM 上多发 cystic lesion，明确了癌扩散成囊肿状，形成扩张下腺管浸润到 SM 中 （**图11c**）。虽然实施了手术，但是在病理组织学上是与 HFUP 相同的所见 （**图11d**）。在隆起型早期癌之中，对于

NPG 诱发的病变，HFUP 较为有用。

结语

本文就使用简便的 HFUP，对其病变绘制的技巧、浸润深度诊断能力等方面进行了讨论。EUS 是唯一能将大肠癌浸润从垂直断面直接观察的检查方法，对于早期大肠癌的深度诊断很有用，但是对于隆起型病变，特别是对于 PG type 占大部分的 0-I p · 0-I sp 型以及怀疑 Tis · T1a 的 0-I s 型病变有用性较差。在隆起型早期癌中，0-I s 型中怀疑有深部浸润癌的病变，以及怀疑是 NPG 诱发的隆起型病变，建议积极同时

使用 HFUP。由于篇幅关系没有展开，但是可以预想 HFUP 今后适用范围会扩大到内镜治疗（对 T1b 癌的一部分用内镜进行完全摘除用作活检），成为必须使用的检查方法[23]。合并使用 HFUP 进行正确手术前的浸润深度诊断对于进行早期大肠癌治疗的内镜医生来说，今后将越来越重要，所以消化器官内镜医生精通 EUS 操作很重要。

参考文献

[1] Saitoh Y, Waxman I, West AB, et al. Prevalence and distinctive biologic features of flat colorectal adenomas in a North American population. Gastroenterology 120：1657-1665, 2001

[2] Kudo S. Endoscopic mucosal resection of flat and depressed types of early colorectal cancer. Endoscopy 25：455-461, 1993

[3] Tanaka S, Oka S, Kaneko I, et al. Endoscopic submucosal dissection for colorectal neoplasia：possibility of standardization. Gastrointest Endosc 66：100-107, 2007

[4] 大腸癌研究会（編）．大腸癌治療ガイドライン 医師用 2019 年版，金原出版，2019

[5] Watari J, Saitoh Y, Obara T, et al. Early nonpolypoid colorectal cancer：radiographic diagnosis of depth of invasion. Radiology 205：67-74, 1997

[6] Saitoh Y, Obara T, Watari J, et al. Invasion depth diagnosis of depressed type early colorectal cancers by combined use of videoendoscopy and chromoendoscopy. Gastrointest Endosc 48：362-370, 1998

[7] Kudo S, Tamura S, Nakajima T, et al. Diagnosis of colorectal tumorous lesions by magnifying endoscopy. Gastrointest Endosc 44：8-14, 1996

[8] Shimura T, Ebi M, Yamada T, et al. Magnifying chromoendoscopy and endoscopic ultrasonography measure invasion depth of early stage colorectal cancer with equal accuracy on the basis of a prospective trial. Clin Gastroenterol Hepatol 12：662-668, 2014

[9] Tao Z, Yan C, Zhao H, et al. Comparison of endoscopic ultrasonography and magnifying endoscopy for assessment of the invasion depth of shallow gastrointestinal neoplasms：a systematic review and meta-analysis. Surg Endosc 31：4923-4933, 2017

[10] Hurlstone DP, Brown S, Cross SS, et al. High magnification chromoscopic colonoscopy or high frequency 20MHz mini probe endoscopic ultrasound staging for early colorectal neoplasia：a comparative prospective analysis. Gut 54：1585-1589, 2005

[11] Tanaka S, Saitoh Y, Matsuda T, et al. Evidence-based clinical practice guidelines for management of colorectal polyps. J Gastroenterol 50：252-260, 2015

[12] 小林清典，小川大志，春木聡美，他．大腸粘膜下腫瘍の内視鏡診断．Gastroenterol Endosc 49：2462-2473, 2007

[13] Saitoh Y, Obara T, Einami K, et al. Efficacy of high-frequency ultrasound probe for the pre-operative staging of invasion depth in flat and depressed colorectal tumors. Gastrointest Endosc 44：34-39, 1996

[14] Tanaka S, Yoshida S, Chayama K. Clinical usefulness of high-frequency ultrasound probes for new invasion diagnosis in submucosal colorectal carcinoma. Dig Endosc 16：S161-164, 2004

[15] Mukae M, Kobayashi K, Sada M, et al. Diagnostic performance of EUS for evaluating the invasion depth of early colorectal cancers. Gastrointest Endosc 81：682-690, 2015

[16] 渡二郎，斉藤裕輔，藤谷幹浩，他．超音波内視鏡（EUS）診断の実際― EUS を用いた早期大腸癌の内視鏡治療．消臨 8：364-370, 2005

[17] Haji A, Ryan S, Bjarnason I, et al. High-frequency mini-probe ultrasound as a useful adjunct in the management of patients with malignant colorectal polyps. Colorectal Dis 15：304-308, 2013

[18] 斉藤裕輔，藤谷幹浩，渡二郎，他．超音波内視鏡を用いた大腸 SM 癌に対する深達度診断および内視鏡治療適応拡大の可能性．胃と腸 47：491-502, 2012

[19] Gall TM, Markar SR, Jackson D, et al. Mini-probe ultrasonography for the staging of colon cancer：a systematic review and meta-analysis. Colorectal Dis 16：O1-8, 2014

[20] 斉藤裕輔，渡二郎，藤谷幹浩，他．大腸 sm 癌における浸潤度の臨床診断精度 -sm 浸潤距離 1,000μm に対する通常内視鏡検査の診断能．胃と腸 39：1350-1356, 2004

[21] 唐原健，鶴田修，河野弘，他．隆起型早期大腸癌の深達度診断．胃と腸 42：809-815, 2007

[22] Sano Y, Tanaka S, Kudo SE, et al. Narrow-band imaging（NBI）magnifying endoscopic classification of colorectal tumors proposed by the Japan NBI Expert Team. Dig Endosc 28：526-533, 2016

[23] Tanaka S, Asayama N, Shigita K, et al. Towards safer and appropriate application of endoscopic submucosal dissection for T1 colorectal carcinoma as total excisional biopsy：future perspectives. Dig Endosc 27：216-222, 2015

Summary

Endoscopic Ultrasonography in the Invasion Depth Diagnosis for Polypoid Type Early Colorectal Carcinomas

Yusuke Saitoh[1], Yu Kobayashi, Yuhei Inaba, Moe Yoshida, Ryuji Sugiyama, Ryuji Sukegawa, Kenichiro Ozawa, Masaki Taruishi, Mikihiro Fujiya[2]

Here, we used EUS（endoscopic ultrasonography）for diagnosing the invasion depth of polypoid type early colorectal T1 carcinomas. EUS is a unique diagnostic modality that allows us to observe cross-sectional images of a lesion. Use of an ultrasound probe, HFUP（high-frequency ultrasound probe），is recommended rather than conventional EUS that can easily proceed during colonoscopy. The accuracy of invasion depth diagnosis will be improved with intensive scanning of the suspicious invasive portion of the lesion by colonoscopy. In cases of polypoid lesions that are 6mm or more in height, it is difficult to obtain good HFUP images of the deepest parts of the lesion because of deep attenuation. In such cases, pushing the probe against the top or base of the lesion and use of low frequency probes (12 or 7.5MHz) may help in obtaining satisfactory images.

In both polypoid, flat- and depressed-type early carcinomas, invasion depth diagnosis is used to determine the choice of therapy (i.e., endoscopic resection or surgery), and the depth of T1b carcinomas was significantly higher than Tis · T1a carcinomas ($p < 0.05$). We believe that HFUP will be useful for diagnosing invasion depth, particularly in patients with T1b carcinomas. As for the polypoid type early carcinomas, HFUP is not useful for the diagnosis of invasion depth in Ip- and Isp-type carcinomas (accuracy rate ; 65.3%, no significant differences between Tis · T1a ca. and T1b ca.) ; however, the accuracy was significantly higher in T1b, than in Tis · T1a carcinomas ($p < 0.05$). HFUP is useful for diagnosing the invasion depth of sessile type early colorectal carcinomas, particularly suspected for T1b carcinomas.

[1] Digestive Disease Center, Asahikawa City Hospital, Asahikawa, Japan

[2] Division of Gastroenterology and Hematology/Oncology, Department of Medicine, Asahikawa Medical University, Asahikawa, Japan

PG type 和 NPG type 隆起型早期大肠癌生物学恶性程度差异

大内 彬弘[1, 2]

鹤田 修

荒木 俊博

长 知德

草场 喜雄

中根 智幸

德安 秀纪

永田 务

福永 秀平

火野坂 淳

向笠 道太

江森 启悟

上野 惠里奈[3]

河野 弘志

光山 庆一[1]

鸟村 拓司

摘要● 本文以隆起型大肠 pSM 癌 113 例病变为对象，按病变的剖面形态分为 PG type 和 NPG type，对其生物学上的恶性程度（组织型、腺瘤成分的有无、大小、SM 浸润深度、血管浸润、肿瘤芽）进行了比较研究。PG type、NPG type 的组织型全部都是分化型。和 PG type 相比，NPG type 的特征是，具有统计学意义的腺瘤成分并存例少，大小较小，SM 浸润深度较深。另外，淋巴管浸润和静脉浸润没有明显的统计学意义，但是肿瘤芽方面是 NPG type 的概率高，在统计学上有意义。除了这些，NPG type 的生物学恶性程度被认为比 PG type 高。将隆起型早期大肠癌分为 PG type 和 NPG type，表明在表现两者的生物学上的恶性程度的差异上是有帮助的。

关键词 隆起型早期大肠癌　大肠 pSM 癌　PG type　NPG type　生物学恶性程度

[1] 久留米大学医学部内科学讲座消化器内科部门　〒830−0011 久留米市旭町 67
　　E−mail : ohuchi_akihiro@med.kurume−u.ac.jp
[2] 久留米大学病院消化器病センター
[3] 聖マリア病院消化器内科

前言

　　隆起型早期大肠癌，根据其黏膜内增殖趋势可以分为特征不同的两种病变。一是黏膜内腺瘤或癌在管腔内上行发育，相当于 PG type。另一种是在较小的时候表面型大肠癌就浸润到黏膜下层的，相当于 NPG（non polypoid growth）type[1]。这两种类型的病变全都是肉眼上观察呈隆起型，但基本上其生长情况不同，两者的鉴别对于阐明大肠癌的发生过程和自然史也非常重要。

　　本文以隆起型大肠 pSM 癌为对象，将发育形态分为 PG type 和 NPG type[2]，对两种类型的生物学恶性程度差异进行了比较研究。

对象和方法

1. 肉眼形态分类（隆起型大肠癌的定义）

　　首先，关于隆起型大肠癌的定义，组织学上定义为从周围正常黏膜表面到病变最顶部的高度是正常黏膜高度的 2 倍以上的病变，不论有无凹陷。

2. 对象

　　过去 10 年在久留米大学医院使用内镜或进行了外科切除，可查找到以往普通内镜所见以及病理组织学所见，能进行充分研究的隆起型大肠

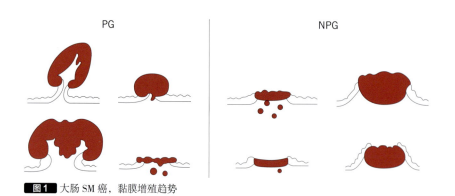

PG　　　　　　　　　　NPG

图1 大肠 SM 癌，黏膜增殖趋势

表1 隆起型大肠 pSM 癌的临床特征

年龄中间值（范围）	70（34～87）岁
性别	
男性	60（53.1%）
女性	53（46.9%）
发生部位	
右侧（C，A，T）	35（31.0%）
左侧（D，S，R）	78（69.0%）
肉眼型	
0–Ⅰs，Ⅰsp	100（88.5%）
0–Ⅰp	13（11.5%）
肿瘤大小中间值 （范围）	16（5～50）mm
浸润深度	
pT1a（<1000μm）	26（23.0%）
pT1b（≥1000μm）	87（77.0%）

pSM 癌 113 例病变。

3. 发育形态分类

从病变的剖面形态来看，认为 PG type 肿瘤的黏膜内病变部位比边缘的非肿瘤黏膜高度高。另外 NPG type 是肿瘤边缘部位的黏膜厚度与边缘非肿瘤部黏膜大致相同或比之薄的病变，即使存在略微隆起，同正常黏膜的过渡部位也很平稳（**图1**）[3]。本次研究完全不可见黏膜内病变残留的病变为 NPG type。而且 NPG 在病变边缘部位的整个一周必须是 non polypoid growth，如果病变的一部分也有 polypoid

growth，则为 PG。

4. 组织学研究项目

病变的发生部位和肉眼型遵循大肠癌诊疗规范[4]。病变的大小测量的是腺瘤并存例中的包括腺瘤部分的最大径。另外，根据大肠癌诊疗规范[4] 及大肠癌治疗指南[5]，对主要组织型、有无腺瘤成分、SM 浸润距离、血管浸润（淋巴管浸润、静脉浸润）、肿瘤芽分别进行了判定。而且对 SM 浸润距离用 desmin 染色，对淋巴管浸润用 D2-40 染色，对静脉浸润用 Elastica van Gienson 染色，分别进行了判定。肿瘤芽[6] 在HE 染色下观察癌先发育的部位，20×10 倍视野内的个数为 5 个以上定为阳性。分别研究了发育形态（PG、NPG）与病变大小的关系，发育形态与 SM 浸润度的关系，不同发育形态的 SM 浸润度与病变大小的关系，发育形态与血管浸润（淋巴管浸润，静脉浸润）及肿瘤芽的关系。

统计学分析使用 t 测定、Wilcoxon 测定、Pearson 的 χ^2 测定和 Fisher 的直接概率计算方法，$P<0.05$ 定为有统计学上的意义。

结果

1. 全体对象的临床特征（表1）

年龄中间值（范围）为 70（34～87）岁。性别上男性为 60 例病变（53.1%），女性为 53 病变（46.9%）。从发生部位来看，在右侧（盲肠，升结肠，横结肠）的为 35 例病变

表2 PG、NPG type 的临床特征

	PG type	NPG type	P
病变数	70（61.9%）	43（38.1%）	
年龄中位数（范围）	69（34～87）岁	71（37～85）岁	0.498
男性：女性	33：37	27：16	0.106
右侧：左侧	19：51	16：27	0.180
0-Is，0-Isp：0-Ip	57：13	43：0	0.001
中位数（范围）	18（7～50）mm	14（5～20）mm	0.003

表3 PG、NPG type 的病理组织学特征

	PG type	NPG type	P
病变数	70	43	
组织类型（分化型）	70（100%）	43（100%）	n.s.
腺瘤并存	18（25.7%）	0（0%）	<0.001
pT1b	44（62.9%）	43（100%）	<0.001
SM 浸润距离中位数（范围）	2100（0～10 000）μm	3100（1200～12 000）μm	0.038
pT1b 病变中位数（范围）	18（7～40）mm	14（5～20）mm	0.005
Ly	15（21.4%）	15（34.9%）	0.130
V	15（21.4%）	14（32.6%）	0.267
Ly 和（或）V	27（38.6%）	24（55.8%）	0.083
BD	3（4.3%）	13（30.2%）	<0.001

组织型表示主要组织类型。

Ly：淋巴管浸润；V：静脉浸润；BD：肿瘤芽；LN：淋巴结转移；n.s.：无显著性差异。

（31.0%），在左侧的（降结肠，乙状结肠，直肠）为 78 例病变（69.0%）。肉眼型方面，0-Is、Isp 为 100 例病变（88.5%），0-Ip 为 13 例病变（11.5%）。肿瘤大小的中间值（范围）为 16（5～50）mm，浸润深度为 pT1a（<1000μm）26 例病变（23.0%），为 pT1b（≥1000μm）87 例病变（77.0%）。

2. PG、NPG type 的临床特征（表2）

在隆起型大肠 pSM 癌 113 例病变中，PG type 为 70 例病变（61.9%），NPG type 为 43 例病变（38.1%）。在 PG、NPG type 之间，年龄、性别、发生部位均不存在统计学意义。关于肉眼型，PG type 中 0-Ip 为 13/70 病变（18.6%），而 NPG type 中为 0/43 病变（0%）。另外 PG type 肿瘤大小的中间值（范围）为 18（7～50）mm，而 NPG type 为 14（5～20）mm，NPG type 是有统计

学意义的小病变（P=0.003）。

3. PG、NPG type 的病理组织学特征（表3）

1）组织型及有无腺瘤成分并存

癌的组织型，PG、NPG type 都是分化型癌症，未发现1例未分化型癌（低分化腺癌、印戒细胞癌、黏液癌）。另外，关于有无腺瘤成分的并存，PG type 为 18/70 病变（25.7%），而 NPG type 则 1 例也没有观察到，两者都存在统计学意义（P<0.001）。

2）SM 浸润度与大小的关系（表4）

SM 浸润度在 PG type 中 pT1a（<1000μm）：pT1b（≥1000μm）为 26（37.1%）：44（62.9%），而 NPG type 为 0（0%）：43（100%），两组之间存在统计学意义（P<0.001）。另外，即使在 SM 浸润距离中，中间值（范围）也分别是 PG type 为 2100（0～10 000μm）、NPG type 为 3100（1200～

表4 PG、NPG type 的大小和 SM 浸润度的关系

	大小（mm）							合计（%）	中央值 （范围）	P
	1~5	6~10	11~15	16~20	21~25	26~30	≥31			
PG										
pT1a	0	4	8	8	3	2	1	26 (37.1%)	17.5(8~50)mm	0.626
pT1b	0	8	8	11	8	6	3	44 (62.9%)	18 (7~40)mm	
NPG										
pT1a	0	0	0	0	0	0	0	0	—	0.005
pT1b	1	9	17	16	0	0	0	43 (100%)	14 (5~20)mm	

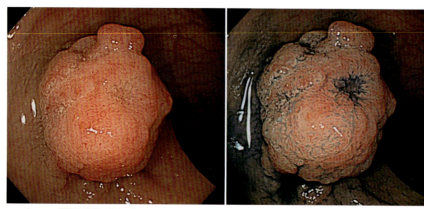

a | b

图2 [病例1] PG type，0-Is型，22mm×19mm
a 普通内镜图像。
b 靛胭脂染色图像。观察到下部直肠呈陡峭隆起的约20mm大的、表面凹凸不规则的隆起型病变。

12 000）μm，在 NPG type 中 SM 浸润距离深，这是有统计学意义的（P=0.038）。SM 浸润度和病变大小的关系是，PG type 的 pT1b 病变为 18（7~40）mm，幅度宽，而 NPG type 的 pT1b 病变则分布在 14（5~20）mm 的相对较小的狭窄区域，两组间有统计学意义（P=0.005）。

3）血管浸润（淋巴管浸润和静脉浸润）（表3）

PG type 的淋巴管浸润阳性为 15/70（21.4%）病变，NPG type 为 15/43（34.9%）病变，虽然两组间不存在统计学意义（P=0.130），但 NPG type 的阳性率有较高的倾向。另外，静脉浸润的阳性率为 PG type 15/70（21.4%）、NPG type 14/43（32.6%），虽然两组间没有统计学意义（P=0.267），但 NPG type 的阳性率更高。将淋巴管浸润和静脉浸润合在一起定义为血管浸润的情况下，PG type 为 27/70（38.6%），NPG type 为 24/43（55.8%），两组间虽然没有统计学意义，但是 NPG type 的阳性率较高（P=0.083）。

4）肿瘤芽（表3）

在 PG type 中可见肿瘤芽为 3/70（4.3%），而在 NPG type 中，为 13/43（30.2%），可见在 NPG type 中是高概率（P<0.001），这是有统计学意义的。

病例

[病例1] PG type，tubular adenocarcinoma（tub2>tub1）with adenoma component，0-Is，pT1b，INFa，Ly0，V0，BD1，pN0，22mm×19mm，Rb（图2）。

观察到下部直肠呈陡峭隆起的约20mm大的表面凹凸不平不规则的隆起型病变（图2a、b）。根据剖面放大镜图像可以明显地看出边缘正常黏

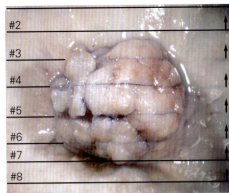

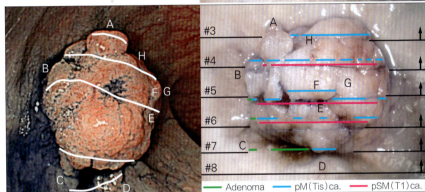

Adenoma ——— pM（Tis）ca. ——— pSM（T1）ca.

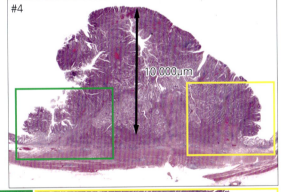

10 000μm

图2（续）
c 宏观图像。
d 对比以及定位图像。
e 切片 4 的整体图像。
f，g 切片 4 的肿瘤非肿瘤的分界部位（**f** 是 **e** 的绿色框部位的放大图像，**g** 是 **e** 的黄色框部分放大图像）。

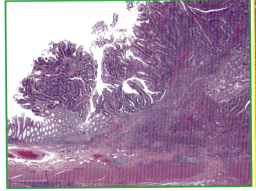

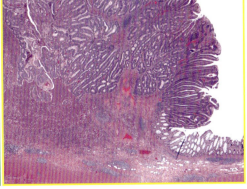

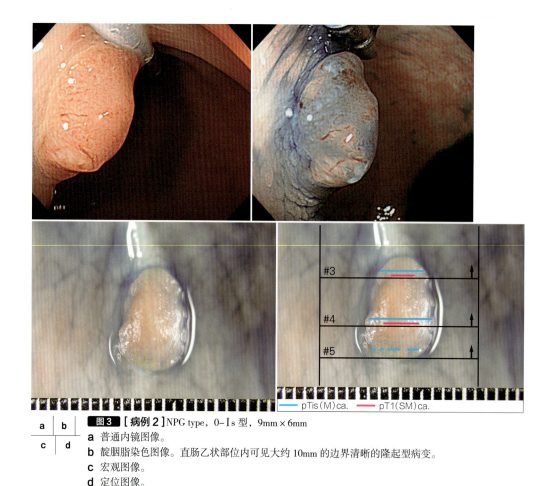

a	b
c	d

图3 ［病例2］NPG type，0-Ⅰs 型，9mm×6mm
　　a 普通内镜图像。
　　b 靛胭脂染色图像。直肠乙状部位内可见大约 10mm 的边界清晰的隆起型病变。
　　c 宏观图像。
　　d 定位图像。

膜和肿瘤的边界部的高度差（**图2f、g**），分类为 PG type。病理所见为 tub2>tub1 的分化型腺癌，从表层测量 SM 浸润距离为 10 000μm。没有发现血管浸润和肿瘤芽，也没有发现淋巴结转移。

　　［**病例2**］NPG type, tubular adenocarcinoma (tub2> tub1), 0-Ⅰs, pT1b, INFb, Ly1, V0, BD1, pN0, 9mm×6mm, RS（**图3**）。

　　乙状结肠部位约 10mm 的边界可见明显的隆起型病变（**图3a、b**）。根据剖面放大镜图像，边缘正常黏膜和癌的过渡部位光滑（**图3f、g**），分类为 NPG type。病理所见是 tub2>tub1 的分化型腺癌，从表层测定 SM 浸润距离为 4500μm（**图3h**）。可见向淋巴管内癌细胞的浸润，但未发现淋巴结转移（**图3i**）。

讨论

　　无蒂性隆起型病变（0-Ⅰs）与表面隆起型（0-Ⅱa）的区别常常成为问题，但是，表面型肿瘤的高度的定义是肿瘤高度 2mm 以下、2.5mm 以下[7]、黏膜厚度的 2 倍以下[8]、3 倍以下等还没有定下来[9]，目前现状是隆起型病变的高度定义也不一定。在这次的研究中，以 SM 癌为对象，设想存在黏膜肌层消失或难以识别的病变，因为在这种情况下，病变部黏膜高度的测定是不可能的，因此研究讨论了将距离周围正常黏膜表面的高度大于正常黏膜厚度的 2 倍以上的定义为 0-Ⅰ 型。

　　下田等[10] 和池上等[3] 报告了 0-Ⅰ 型 SM 癌中 PG、NPG type 的比例分别为 61.8%～75.9%、

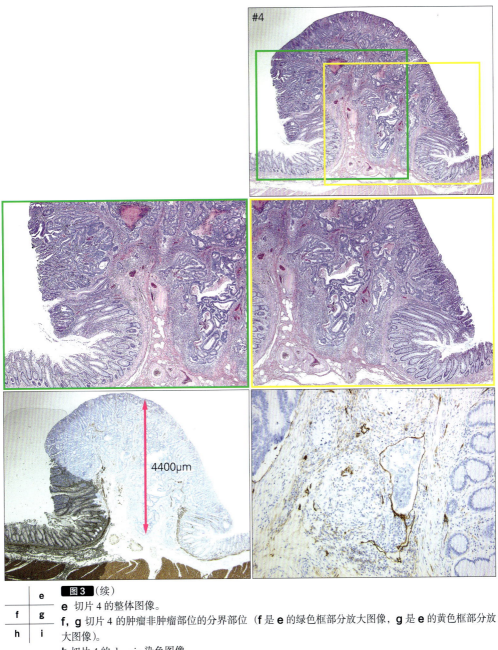

#4

4400μm

e	
f	g
h	i

图3（续）

e 切片 4 的整体图像。

f，g 切片 4 的肿瘤非肿瘤部位的分界部位（f 是 e 的绿色框部分放大图像，g 是 e 的黄色框部分放大图像）。

h 切片 4 的 desmin 染色图像。

i 切片 4 的 D2-40 染色图像。

24.1% ~ 38.2%），本次笔者的研究结果也是分别为 61.9%、38.1%，非常接近报告的数值范围。另外，关于各自病变的大小，池上等的报告 [3] 表明，即使是在 SM 癌中，NPG type 也是比 PG type 小的病变形成主体，是同样的结果。而且 SM 浸润度和病变大小的关联方面，认为 NPG type SM 癌由表面型引起的病变占多数，与 PG type SM 癌相比，在较小的时候就容易浸润到 SM 中 [3]。

这次研究也得到了同样的结果。关于组织型，这次的病变 PG、NPG 都是分化型癌。虽然将标本上从面积上看最占优势的组织型即主要组织型作为肿瘤的组织型进行了判定，但仍有进一步详细研究的空间。关于血管浸润的以往的报告中，PG type 占 37.8%，NPG type 占 64.7%，可见 NPG 的血管浸润占高比例[3]。这次笔者的研究虽然在淋巴管浸润和静脉浸润上都没有发现有统计学意义，但是可见 NPG type 占较高比例。

关于肿瘤芽，在过去的报告中没有发现 PG 和 NPG 的比较结果，但是和血管浸润一样，在 NPG type 中高比例，这是有统计学意义的。关于淋巴结转移，本次研究中发现淋巴结转移阳性的例子很少，无法比较 PG 和 NPG。但是通过这次研究和过去的报告，可见 NPG type 与 PG type 相比，在较小时有浸润到 SM 的倾向，由于可见血管浸润比肿瘤芽的比例高，所以可推断淋巴结转移的风险与 PG type 相比有更高的倾向，表明了在隆起型早期大肠癌中的 PG、NPG 分类的有用性。

结语

将隆起型早期大肠癌分为 PG type 和 NPG type，这在表现两种类型的生物学恶性程度差异上是有用的，表明 NPG type 与 PG type 相比，存在恶性程度更高的可能性。

参考文献

[1] Shimoda T, Ikegami M, Fujisaki J, et al. Early colorectal carcinoma with special reference to its development *de novo*. Cancer 64 : 1138–1146, 1989

[2] Ikegami M. A pathological study on colorectal cancer. From *de novo* carcinoma to advanced carcinoma. Acta Pathol Jpn 37 : 21–37, 1987

[3] 池上雅博，三戸部慈実，小池裕人，他．大腸癌の発生・発育進展に関する病理学的解析―組織形態から．胃と腸 43 : 1947–1955, 2008

[4] 大腸癌研究会(編)．大腸癌取扱い規約，第9版．金原出版，2018

[5] 大腸癌研究会（編）．大腸癌治療ガイドライン 2019 年版．金原出版，2019

[6] Ueno H, Mochizuki H, Hashiguchi Y, et al. Risk factors for an adverse outcome in early invasive colorectal carcinoma. Gastroenterology 127 : 385–394, 2004

[7] Participants in the Paris Workshop. The Paris endoscopic classification of superficial neoplastic lesions : esophagus, stomach, and colon : November 30 to December 1, 2002. Gastrointest Endosc 58 : S3–43, 2003

[8] 鶴田修，有馬信之，豊永純，他．大腸の微小な腫瘍の肉眼分類―内視鏡の立場から．胃と腸 29 : 37–41, 1994

[9] 第 39 回大腸癌研究会抄録 –I 表面型大腸腫瘍：定義，肉眼分類および病理組織診断について．日本大腸肛門病会誌 47 : 1182–1194, 1994

[10] 田忠和，池上雅博，栗栖義賢，他．表面型起源大腸癌の病理学的特徴．胃と腸 30 : 141–147, 1995

Summary

Differences in Biological Grade between Polypoid Growth and Non-polypoid Growth Types in Protruded Early Colon Cancer

Akihiro Ouchi[1, 2], Osamu Tsuruta,
Tosihiro Araki, Tomonori Cho,
Yosio Kusaba, Tomoyuki Nakane,
Hidenori Tokuyasu, Tsutomu Nagata,
Shuhei Fukunaga, Atsushi Hinosaka,
Michita Mukasa, Keigo Emori[1],
Erina Ueno[3], Hiroshi Kawano,
Keiichi Mitsuyama[1], Takuji Torimura

On the basis of the cleft morphology of the lesion in protruded submucosal invasive（SM）colon cancer, the lesions in this study was divided into PG（polypoid growth）and NPG（non-polypoid growth）types. For this study, 113 SM colon cancer lesions of either PG or NPG types were compared to determine differences in their biological grade by evaluating histological type, the presence or absence of adenoma component, size, submucosal infiltration, vascular invasion, and budding. Histologically, the lesions of both PG and NPG types are differentiated cancers. However, compared with that in the lesions of PG type, the presence of adenoma component was significantly lower in the lesions of NPG type, which were smaller in size and showed deeper submucosal infiltration. No significant difference was observed in lymphatic and venous invasions for the two types. However, the frequency of budding was significantly higher in the lesions of NPG type, with evidence suggesting that these lesions are more aggressive in early colon cancer. These findings suggest a higher biological grade for the lesions of NPG type than those of PG type, indicating that the classification of protruded early colon cancer into PG and NPG types may help in differentiating the biological grade between the two.

[1]Division of Gastroenterology, Department of Medicine, Kurume University School of Medicine, Kurume, Japan

[2]Division of Endoscopy, Kurume University School of Medicine, Kurume, Japan

[3]Division of Gastroenterology, St Mary's Hospital, Kurume, Japan

从浸润形式来看 PG type 隆起型早期大肠癌

——关于 0-Is、Isp 病变的特征

原田 英嗣[1]

松下 弘雄

吉川 健二郎

高木 亮

田中 义人

加藤 文一朗

吉田 优子

佐佐木 真

桥本 大志

东海林 琢男[2]

榎本 克彦

青木 敬则[3, 4]

津田 一范[5]

山野 泰穗[6]

摘要●本文将隆起型早期大肠癌（T1 癌）根据黏膜肌层残留的程度、黏膜内癌的部位或者是根据推断黏膜内癌部位有无等方面，分成了 4 组不同的浸润形式，研究了其临床、内镜、病理学的特征。之前普遍认为隆起型早期大肠癌浸润深度的正确诊断率与表面型相比较低，这次研究也发现浸润深度为 T1 的隆起型早期大肠癌浸润深度诊断的正确诊断率与表面型相比较低，特别是在黏膜内存在癌部位的残留，在表层 DR（desmoplastic reaction）没有露出的病变的正确诊断率有较低的倾向。为了提高隆起型早期大肠癌的正确诊断率，不仅需要使用放大内镜的 pit pattern 诊断，也需要使用普通内镜观察，特别是留意对紧满感的判断也很重要。而且根据需要，还需要积极进行超声内镜检查和消化管 X 线造影检查等其他 modality 的检查。

关键词　大肠 T1（SM）癌　隆起型早期大肠癌　PG type　浸润形式　普通内镜　放大内镜

[1] 秋田赤十字病院消化器病センター
　〒010-1495 秋田市上北手猿田字苗代沢 222-1　E-mail：eharada66@gmail.com
[2] 同　病理診断科
[3] 手稲渓仁会病院消化器病センター
[4] 札幌医科大学医学部分子生物学講座
[5] 神戸赤十字病院消化器内科
[6] 札幌医科大学医学部消化器内科学講座

前言

大肠 T1（SM）癌[1]，是发育过程达到进展癌程度的初期病变，并且是作为内镜可以治疗的最高程度的病变，在临床上非常重要，围绕是否适合内镜治疗这一点，研究者们进行了长年讨论[2]。在大肠放大内镜诊断为 T1b（SM massive）癌上的无构造所见（V_N 型 pit pattern）[3] 也是可以明确病理组织学基础的可靠程度极高的客观指标[4]。但是在实际临床中，虽然是 T1 癌，但是不能观察到明显的 V_N 型 pit pattern，难以断言为

V_I 型 pit pattern，像几乎不存在不规则管状的 pit pattern，排列得比较有规则的病例等，即使应用精密的放大内镜诊断学分析，事实上也还是存在一定数量不能完全观察出其实际形态的病例，这样的 T1b 的比例，在称作 PG（polypoid growth）type 的隆起型病变中特别多。

因此，对于隆起型早期大肠癌的处理，从术前诊断到术后病理组织学诊断应始终谨慎[5-8]，把握其实际形态非常重要。

这次，就 PG type 隆起型早期大肠癌[9-12] 的浸润形式，查找了过去的文献，发现关于早期癌

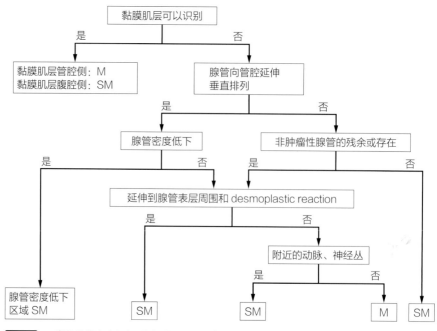

图1 SM 癌的黏膜内癌组织（M）与 SM 浸润部分（SM）的判定流程

的内镜·病理组织学诊断的研究方面，NPG（non-polypoid growth）type 的表面型，特别是关于凹陷型肿瘤的形态、浸润速度快等，可能因为临床影响较大，所以这类的论文占绝大多数。而隆起型表面上看起来和普通的腺瘤相似，临床影响较弱，所以写有其特征的论文极少。

因为存在这种情况，这次为了明确从浸润形式看的隆起型早期大肠癌的特征，决定进行临床、内镜、病理组织学的研究。

对象和方法

研究对象是 2008 年 1 月至 2017 年 12 月期间，在笔者所在医院实施内镜检查，判断肉眼形态分类为 0-Ⅰ（Ⅰsp、Ⅰs）型之后，进行了内镜或外科切除，通过病理组织学所见最终诊断为黏膜下层浸润（T1）癌的 PG type 隆起型早期大肠癌 86 例病变（T1a 癌 8 例病变，T1b 癌 78 例病变），根据浸润形式分为 4 组，对临床、内镜、病理组织学所见进行了回顾性研究。0-Ⅰp 型是 head invasion、stalk invasion 等，浸润深度表现与

表1	浸润形式分类
A 组	整个病灶可见几乎有连续性的黏膜肌层
B 组	病灶整体上观察到黏膜肌层，但可见断续的或上下方向延长等走行的紊乱
C 组	虽然未发现黏膜肌层，但存在推断的黏膜内癌症部位
D 组	黏膜下层浸润区域及其表层也未发现黏膜肌层和推测诊断的黏膜内癌症部位

0-Ⅰs、Ⅰsp 型病变不同，因此从本研究中排除。另外，被称为 NPG type 的正常黏膜上病变隆起的 0-Ⅰs+Ⅱc 型病变也不在研究范围之内。

黏膜内癌部位和黏膜下层浸润部位，从对黏膜肌层、癌腺管的排列、腺管密度、非肿瘤性腺管的残留或存在以及对间质的观察来看，用**图1**所示的味冈等[13]的步骤进行了辨别。遵循这个步骤，可见黏膜肌层的情况下靠近黏膜肌层管腔一侧定为黏膜内癌部位，从黏膜肌层之外的

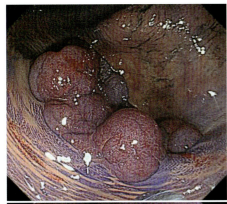

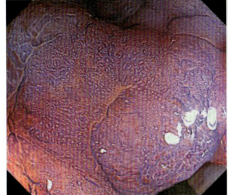
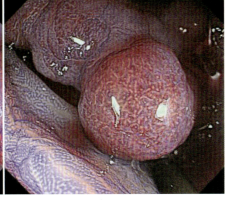

图2 浸润形式判断为是 A 的横结肠，20mm 大的 0–I s 型病变（A 组）

a 水晶紫（CV）染色图像。

b 病变中央部位低隆起部位的放大图像。可见管状 pit 排列得比较有规律。

c 病变边缘高隆起部分的放大图像。可见比较典型的Ⅲ_L 型 pit。

所见推断黏膜内部癌部位时把同一区域定为推断的黏膜内癌部位，两者之外的区域定为黏膜下层浸润部位。

关于浸润形式，**表1** 所示的味冈等[13]的分类，根据黏膜肌层的有无及推断的黏膜内癌部位的有无分成4组，对各自的特征进行了研究。

结果

将研究对象 T1 癌的 86 例病变按浸润形式分成4组。各组的病例数分别是：A 组 9 例病变、B 组 16 例病变、C 组 34 例病变、D 组 27 例病变（典型病例如**图2~图5**所示）。

浸润深度上分为实际临床中处理方式不同的 Tis/T1a 和 T1b 两个阶段来进行判断，术前浸润深度预测为 A 组中 Tis/T1a 8 例病变、T1b 1 例病变，B 组中 Tis/T1a 6 例病变、T1b 10 例病变，C 组中 Tis/T1a（包含诊断为 adenoma 的 3 例病变）14 病变、T1b 20 例病变，D 组中 Tis/T1a 3 例病变、T1b 24 例病变。正确诊断率整体为 63/86 病变（73.3%），浸润形式不同的 4 组各自的正确诊断率为 A 组为 6/9 病变（66.7%），B 组为 11/16 病变（68.8%），C 组为 21/34 病变（61.8%），D 组为 25/27 病变（92.6%）。

表2~表5为分成的 4 组的结果一览。

研究对象的具体构成（表2）

年龄构成（平均值 ±SD）为 37 ~ 97（65.1 ± 12.3）岁，4 组之间未发现统计学方面的意义。性别差异为女性 35 例病变、男性为 51 例病变，可见男性稍多。从治疗方法来看，首次治疗进行

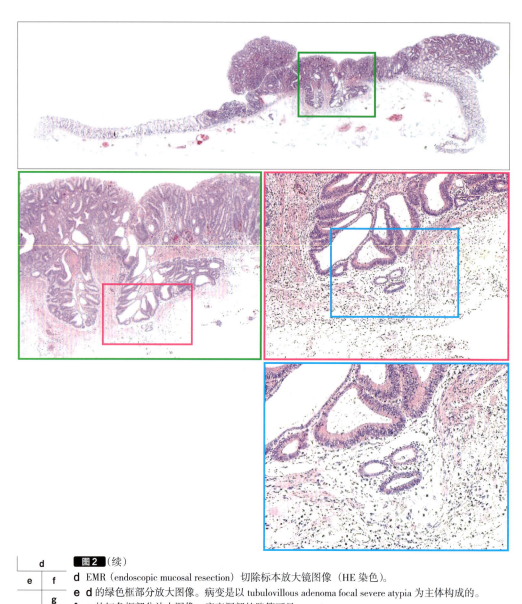

d	
e	f
	g

图2（续）

d EMR（endoscopic mucosal resection）切除标本放大镜图像（HE 染色）。

e **d** 的绿色框部分放大图像。病变是以 tubulovillous adenoma focal severe atypia 为主体构成的。

f **e** 的红色框部分放大图像。病变深部的腺管可见 retention → rupture。

g **f** 的蓝色框部分放大图像。难以判断黏膜肌层是否断裂，但可见癌腺管在黏膜下层，病理组织学上诊断为 adenocarcinoma（tub 1）in tubulovillous adenoma，浸润深度 T1a。

内镜式切除的有 45 例病变，进行外科切除的有 41 例病变，可见 A 组到 D 组变化的倾向是内镜切除的比例逐渐减少，外科切除的比例逐渐增加（没有统计学意义）。从病变存在位置来看，位于盲肠有 3 例病变，位于升结肠有 16 例病变，位于横结肠有 3 例病变，位于降结肠有 3 例病变，位于乙状结肠有 33 例病变，位于直肠有 28 例病变，4 组间均可见位于左侧结肠的比例较高。从右侧、左侧结肠分开来看的结果是，右侧 22 例病变，左侧 64 例病变，倾向于左侧较多（没有统计学意义）。肿瘤径在 6 ~ 47mm 的范围内，平均值 ± SD 为（18.2 ± 8.5）mm，肉眼型为 0–Ⅰs 44 例，0–Ⅰsp 38 例，0–Ⅰs+Ⅱa 4 例，4 组均没有统计学意义。

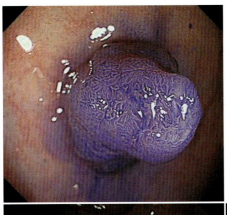

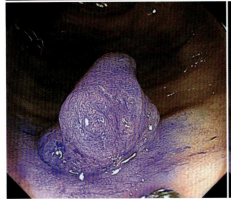
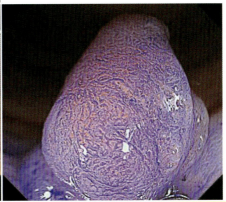

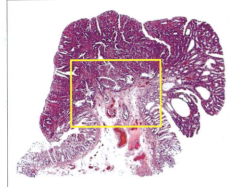
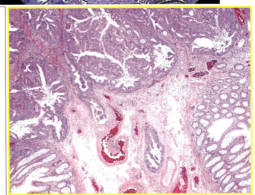

a	
b	c
d	e

图3 浸润形式判断为 B 的上部直肠（Ra），呈现 10mm 大的二级隆起 0-Ⅰs 型病变（B组）

a CV 染色图像。

b 反转观察图像（**a** 背面的观察）。

c 反转观察放大内镜图像。轮廓不规则的管状 pit 不规则排列，建议 VⅠ型 pit（高度不规则：笔者所在医院 VⅠ型暂定分类中 VⅠ 2/3 型）。

d EMR 切除标本的放大内镜图像（HE 染色）。病理组织学的诊断：adenocarcinoma（tub1-tub2）with tubar adenoma。

e **d** 的黄框部分放大图像。表现出肌层断裂，淋巴管内发现肿瘤块。浸润深度从顶部测量，判断为 7100μm（T1 b）。

普通内镜所见（表3）

　　研究了 4 组间普通内镜所见中的发红、凹凸不规则、凹陷、紧满感[14, 15]、褶皱密集、二级隆起、反向喷射[16]、有无白斑，结果发现发红和紧满感。有发红的，A 组为 3/9 病变（33.3%），B 组为 6/16 病变（37.5%），C 组为 18/34 病变（52.9%），D 组为 20/27 病变（74.1%）。有紧满感

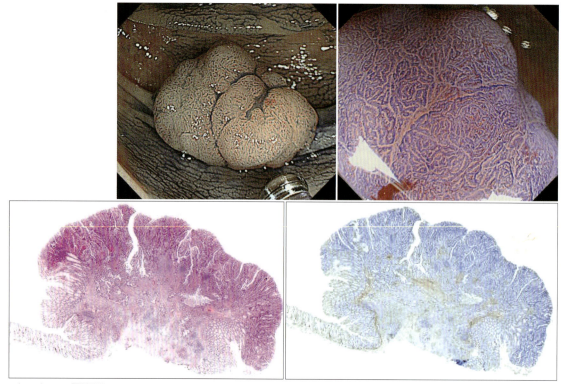

a	b
c	d

图4 浸润形式诊断为 C 的乙状结肠，15mm 大的 0-Ⅰs 型病变（C组）

a 撒布 Injigolmin 图像。远景观察可见管状 pit 排列得比较有规律。

b CV 染色图像。pit 不规则分支、排列，表明 V_I 型 pit（轻度不规则：笔者所在医院 V_I 型暂定分类的 V_I1/3 型）。

c EMR 切除标本的放大内镜图像（HE 染色）。

d desmin 染色图像。黏膜肌层大范围消失，存在推测诊断为黏膜内癌的部位。

的，A 组为 3/9 病变（33.3%），B 组为 9/16 病变（56.3%），C 组为 28/34 病变（82.4%），D 组为 26/27 病变（96.3%）。A 组到 D 组的发展倾向是呈阳性的病变比例有所增加。这个倾向在紧满感方面有统计学意义（P=0.0018）。

由于对紧满感的判断多受手术医生的主观影响，在靛胭脂染色时色素溅出，没有留在 pit 的沟里而迅速地流下，所以导致腺管开口部位很难观察辨认的病变印象中较多，因此在病变表面进行靛胭脂染色时"色素难以附着"是否可以作为对紧迫感的客观判断要素，对此笔者进行了补充研究。呈现阳性所见的，A 组为 3/9 病变（33.3%），B 组为 9/16 病变（56.3%），C 组为 21/34 病变（61.8%），D 组为 23/27 病变（85.2%），可见

A 组到 D 组呈阳性的病变比例增多。单变量解析中 P=0.073，没有统计学意义。

另外，从凹凸不规则、凹陷、白斑来看，有凹凸不规则的，A 组为 7/9 病变（77.8%），B 组为 14/16 病变（87.5%），C 组为 26/34 病变（76.5%），D 组为 25/27 病变（92.6%）。有凹陷的，A 组为 0/9 病变（0%），B 组为 5/16 病变（31.3%），C 组为 7/34 病变（20.6%），D 组为 25/27 病变（92.6%）。有白斑的，A 组为 2/9 病变（22.2%），B 组为 9/16 病变（56.3%），C 组为 21/34 病变（61.8%），D 组为 18/27 病变（66.7%）。A 组到 D 组倾向于阳性的病变比例大体上增多。从褶皱密集、二级隆起以及有无反向喷射的浸润方式来看，研究表明没有明显的特征，也没有统计学意义。

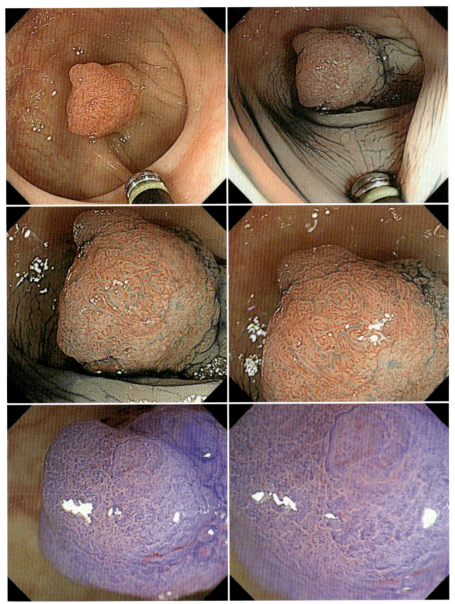

a	b
c	d
e	f

图5 浸润形式判断为 D 的乙状结肠，7mm 大的 0-Ｉs 型病变（D 组）

a 普通观察图像。发红明显，稍微有些不整。

b，c 靛胭脂染色图像。全体色素附着不好，但是在病变底部可见 pit 结构。

d 靛胭脂染色后的放大图像。色素积累较差 pit 构造和间质的血管可明显地观察到。表明在这时是 V_I 型 pit（笔者所在医院 V_I 型暂定分类的 V_I 3/3 型）。

e，f CV 染色图像。密度高、开口部是破裂的腺管或不形成管腔构造的结构体，确定是 V_I 3/3 型，表明分化度下降的癌腺管。

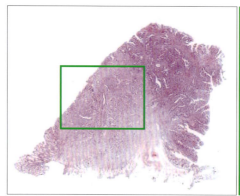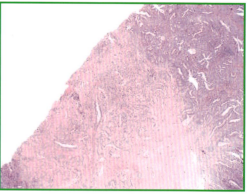

g | h **图5**（续）

g，h 病理组织图像。**h** 是 **g** 的绿框部分放大图像。可见导致高分化管状腺癌和 SM 深部浸润（T1b）的中分化管状腺癌。表明内镜图像观察到的部分是这个切片的左侧。

表2 研究对象明细

	浸润形式				P
	A 组（n=9）	B 组（n=16）	C 组（n=34）	D 组（n=27）	
平均年龄 ±SD	（66.0±12.4）岁	（62.9±16.4）岁	（66.3±11.4）岁	（64.7±11.0）岁	n.s.
中间值	68 岁	66 岁	68 岁	65 岁	
性别					n.s.
女性	5	7	13	10	
男性	4	9	21	17	
治疗方法					n.s.
内镜（+CRT）	4	4	5	4	
内镜+外科	3	6	14	5	
外科（+CRT）	2	6	15	18	
局部					n.s.
R（C/A/T）	4	7	6	5	
L（D/S/R）	5	9	28	22	
平均肿物直径 ±SD	（18.1±8.5）mm	（19.8±10.8）mm	（16.2±8.3）mm	（19.7±7.4）mm	n.s.
中间值	15.5mm	16mm	14mm	18mm	
肉眼型					n.s.
0-Is	5	8	17	14	
0-Isp	3	6	16	13	
0-Is+IIa	1	2	1	0	

CRT：chemoradiotherapy；R：右侧结肠；C：盲肠；A：升结肠；T：横结肠；L：左侧结肠；D：降结肠；S：乙状结肠；R：直肠；n.s.：无显著性差异。

放大内镜所见（表4）

由两种以上的复合 pit pattern 构成的病变为 81/86 病变（94.2%），占大多数。另外，85/86 的病变（98.8%）中可见 V_I 型轻度不规则、V_I 型高度不规则、V_N 型的其中任意一种 V 型 pit

表3 普通内镜所见

	浸润形式 A组 (n=9)	B组 (n=16)	C组 (n=34)	D组 (n=27)	P
发红					n.s.
无	6	10	16	7	
有	3	6	18	20	
凹凸不规则					n.s.
无	2	2	8	2	
有	7	14	26	25	
凹陷					n.s.
无	9	11	27	16	
有	0	5	7	11	
紧满感					0.0018
无	6	7	6	1	
有	3	9	28	26	
染色不良					n.s. (0.073)
无	6	7	13	4	
有	3	9	21	23	
褶皱密集					n.s.
无	9	13	32	21	
有	0	3	2	6	
二级隆起					n.s.
无	7	11	26	22	
有	2	5	8	5	
反向喷射					n.s.
无	9	15	33	26	
有	0	1	1	1	
白斑					n.s.
无	7	7	13	9	
有	2	9	21	18	

表4 放大内镜所见

	浸润形式 A组 (n=9)	B组 (n=16)	C组 (n=34)	D组 (n=27)	P
pit pattern					0.035
①V_I型轻度（1/3，2/3）＋Ⅱ・Ⅲ・Ⅳ 含有	8	8	17	5	
②V_I型轻度	0	1	2	0	
③V_I型高度（3/3）・V_N型或Ⅱ・Ⅲ・Ⅳ 混合存在	1	7	15	22	
SA染色性					n.s.
低下—消失	5	5	19	17	
轻度低下	2	5	11	5	
有	1	1	0	1	
CV 未施行	1	5	4	4	

SA：stromal area；CV：crystal violet.

pattern。单独或者复合这两种类型中可见其中一种类型的 V 型 pit pattern 的 85 例病变中，异型度最高的区域呈现 V_I 型轻度不规则 pit pattern 的病变为 10 例病变，呈现 V_I 型高度不规则 pit pattern 的病变为 60 例病变，呈现 V_N 型 pit pattern 的病变为 15 例病变。

另外，发现包括 III_L 型或 IV 型 pit pattern 在内的病变在 57/86 病变（66.3%）。

在 4 组间的研究（表 4）中，有复合 pit pattern 的病变比例较多，另外，由于 85/86 病变中可见其中任意一种的 V 型 pit pattern，所以纠结于对项目的设定。但是采用同一病变中认为异型度较高的排在前列的 2 种 pit pattern，分为 3 个项目研究了出现率较大的类型，分别是①V_I 型轻度不规则的 pit pattern+II 或 III 或 IV 型 pit pattern 的复合，②V_I 型轻度不规则 pit pattern 单独，③V_I 型高度不规则·单独 V_N 或 +II 或 III 或 IV 型 pit pattern 的复合。

另外，唯一没有呈现 V 型 pit pattern（是 IV 型 pit pattern）1 例病变包括在 V_I 型轻度不规则 pit pattern 单独研究条目内进行了讨论。

包括 III L 型或 IV 型 pit pattern 在内的病变比例分别是 A 组为 8/9 病变（88.9%），B 组为 8/16 病变（50.0%），C 组为 17/34 病变（50.0%），D 组为 5/27 病变（18.5%），A 组中最多的是 D 组中最少的。V_I 型高度不规则·V_N 型中其中一种呈现 pit pattern 的病变比例分别是 A 组为 1/9 病变（11.1%），B 组为 7/16 病变（43.8%），C 组为 15/34 病变（44.1%），D 组为 22/27 病变（81.5%），A 组中最少，D 组中最多。这些倾向被认为在统计学上是有意义的（$P=0.035$）。

通过 CV 染色而引起 SA（stromal area）的染色性，在 C、D 组中发现了降低或消失的病变多的倾向，但是在统计学上没有意义。

病理组织学所见（表 5）

从浸润深度来看 T1a 为 8 例病变，T1b 为 78 例病变。浸润形式 T1a 癌的比例 4 组分别为，A 组为 5/9 病变（55.6%），B 组为 1/16 病变

（6.3%），C 组为 2/34 病变（5.9%），D 组为 0/27 病变（0%），A 组最多。T1b 癌的比例是 A 组为 4/9 病变（44.4%），B 组为 15/16 病变（93.8%），C 组为 32/34 病变（94.1%），D 组为 27/27 病变（100%），A 组最小，D 组最大。通过单变量解析，认为这些倾向是有统计学意义的。

从组织型来看，4 组组织型混杂存在的病变也有很多，但是以分化型为主体的 muc/por/sig 等组织型混杂在一起的病变比例在任何一组中都是少数。

4 组的腺瘤混杂存在的浸润形式的比例分别是 A 组为 7/9 病变（77.8%），B 组为 10/16 病变（62.5%），C 组为 23/34 病变（67.6%），D 组为 15/27 病变（55.6%），C、D 组也倾向于存在半数以上的腺瘤残留（统计学上没有意义）。另外，除了 D 组的 1 例病变，作为研究对象的所有病变中发现也包含了腺瘤的黏膜内病变。关于病变表层存在 DR（desmoplastic reaction）露出的情况，A 组为 2/9 病变（22.2%），B 组为 1/16 病变（6.3%），C 组为 5/34 病变（14.7%），D 组为 22/27 病变（81.5%），在 D 组中表现出明显很高的比例，认为存在统计学上的意义（$P<0.001$）。而且，在整个病变中，发现病变表层不可见癌露出的病变有 1 例。从浸润增殖方式（INF）来看，所有病变中呈 INFa（膨胀型）的为 49/86 病变（57.0%），为最多。分成 4 组进行研究中 A、B、C 组呈 INFa 的比例最高，D 群中呈 INFb（中间型）的比例较高（统计学上没有意义）。关于脉管侵袭，A 组为 2/9 病变（22.2%），B 组为 8/16 病变（50.0%），C 组为 21/34 病变（61.8%），D 组为 16/27 病变（59.3%），另外，静脉侵袭 A 组为 1/9 病变（50.0%）11.1%，B 组为 5/16 病变（31.3%），C 组为 15/34 病变（44.1%），D 组为 5/27 病变（18.5%），显示出 C 组中阳性率最高，但是没有统计学意义。

关于 budding grade，有无淋巴结转移、有无再发，4 组没有有特点的倾向和明显的统计学意义。

表5 病理组织学所见

	浸润形式				P
	A 组（*n=9*)	B 组（*n=16*)	C 组（*n=34*)	D 组（*n=27*)	
浸润深度					<0.001
T1a	5	1	2	0	
T1b	4	15	32	27	
组织类型					*n.s.*
tub1/pap	1	6	20	6	
tub1/pap＋tub2	7	7	7	9	
tub2	0	1	3	7	
muc 或 muc/por/sig 混合	1	2	4	5	
肿瘤混在					*n.s.*
无	2	6	11	12	
有	7	10	23	15	
黏膜内病变					*n.s.*
无	0	0	0	1	
有残存	9	16	34	26	
表层 DR 露出					<0.001
无	7	15	29	5	
有	2	1	5	22	
表层癌的存在					*n.s.*
无	1	0	0	0	
有	8	16	34	27	
INF（优势）					*n.s.*
a	8	11	19	11	
b	0	5	13	14	
c	0	0	1	2	
X	1	0	1	0	
淋巴管浸润					*n.s.*
阴性	7	8	12	10	
阳性	2	8	21	16	
不明	0	0	1	1	
静脉浸润					*n.s.*
阴性	8	11	18	22	
阳性	1	5	15	5	
不明	0	0	1	0	
budding grade					*n.s.*
G1	9	13	27	19	
G2/G3	0	2	5	7	
GX	0	1	2	1	
淋巴结转移					*n.s.*
阴性	5	11	24	14	
阳性	0	0	1	3	
仅局部切除（或加 CRT）	4	5	9	10	
再发					*n.s.*
阴性	9	16	33	27	
阳性	0	0	1	0	

DR：desmoplastic reaction；CRT：chemoradiotherapy.

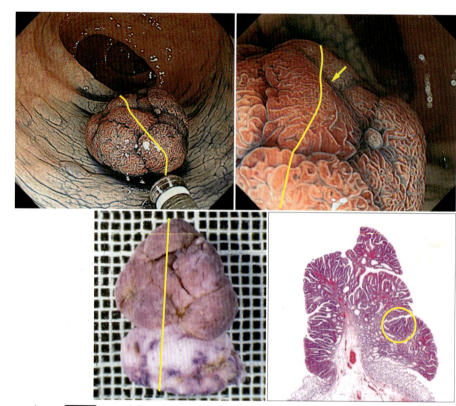

<table>
<tr><td>a</td><td>b</td></tr>
<tr><td>c</td><td>d</td></tr>
</table>

图6 10mm 大的 0-Ⅰsp 型。只在多个分叶结构的沟槽中存在癌的病变

a 靛胭脂染色图像。从病变表面只能看到Ⅳ型 pit。
b 黄色箭头的部位的分叶沟槽存在癌。
c 实体显微镜图像和分割线。
d 只有分叶结构的沟槽内存在癌（黄色圆部分）。

讨论

1. 浸润深度诊断

大肠 T1（SM）癌中，虽然遇到呈隆起型形态的病变的概率很高，但是浸润深度的正确诊断率比以往的表面型的正确诊断率低 [6-8, 15, 17]。一般来说，①由于大量含有腺瘤的黏膜内病变残留较多，所以大多保持着表面构造，与表面型肿瘤相比，病变表层不容易出现 DR 等的黏膜下层浸润带来的变化，pit pattern 有时会呈现与Ⅲ型或Ⅳ型类似的 V_I 型 pit，或者有时也会呈现Ⅲ型或Ⅳ型 pit，②有时可见隆起型肿瘤以Ⅲ$_L$型或Ⅳ型 pit 为基础的腺瘤内癌出现较多，但在这种情况下也是由复杂交错的腺管群构成，有时也可见在分叶的间隙处存在癌（**图6**），③肿瘤直径大

的情况也很多，因为可动性强，所以很难系统而全面地观察和量化整体的表面构造，④在病理组织学的诊断中根据肌层残留来判定黏膜下层浸润距离时经常出现很困难的情况，因为病理医生间的诊断容易存在不同观点，所以认为这是与表面型肿瘤相比，浸润深度的诊断变得困难的原因。

在本研究中也可发现这些倾向，浸润深度为 T1 的隆起型早期大肠癌（0-Ⅰs、Ⅰsp 型）的浸润深度诊断整体的正确诊断率为 73.3%，与表面型早期大肠癌相比较低。但是，从黏膜肌层残留的程度和黏膜内癌部位或有无推断的黏膜内癌部分来看，分成不同浸润形式的 4 组中，D 组的正确诊断率为 92.6%，是与表面型相比不差的结果。D 组的许多病变中，形成了腺管密度低的黏膜下层浸润部位直接暴露在病变表面的病理组织

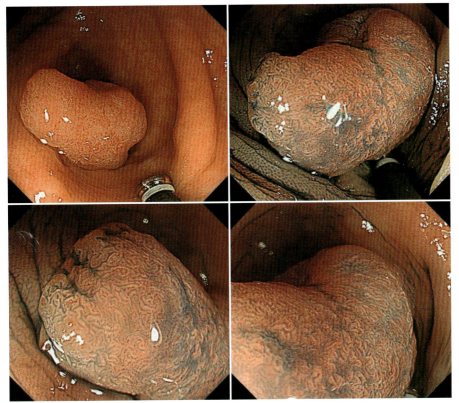

a	b
c	d

图7 判断为有紧满感的 0-Ⅰsp 型病变

a 普通内镜图像。病变中可见有光泽的色泽，感到有"张力"。

b～d 靛胭脂染色后的放大图像。可见色素聚集较差的管状 pit，这个观察所见也表明了存在病变自身的"张力"。

图像，可见在病变表层 DR 露出的是 22/27 病变，广泛认为和其他的病变分组相比，存在统计学意义（$P<0.001$）。另外，D 组之外黏膜内癌部位或推断的黏膜内癌部位残留的分组（A、B、C 组）的正确诊断率为 60% 左右，都一样的低，且在这几组之中病变数最多，T1b 癌诊断率最多的 C 组的正确诊断率最低，所以重新认识了隆起型 T1b 癌诊断的难度。

2. 普通内镜观察

在 4 组间的普通内镜观察的研究中，关于有发红、凹凸不规则、凹陷、紧满感、白斑等，可见从 A 组向 D 组，呈现阳性的病变的比例逐渐增多，黏膜肌层的残留程度、黏膜内癌或推定黏膜内癌部分有无残留与在普通内镜观察中发现的发红、凹凸不规则、凹陷、紧满感、白斑存在有

关联的可能性，进而随着向黏膜下层浸润程度进一步发展，可见这 5 个条目的观察所见有呈阳性的倾向。普通内镜所见具有统计学意义的只有紧满感（$P=0.0018$）。对紧满感的评估认为可能加入了各个手术医师的主观见解，但是为了推想产生紧满感的病变的病理组织学构造，从这次关于 INF 的研究结果来看，认为病变的浸润增生方式多为 INFa（膨胀型），所以由于膨胀性发育产生的病变本身的张力，即使撒布靛胭脂也不会积存在 pit 沟里，很快就流出，表明腺管开口部位观察困难的病变很多（图7）。像这样靛胭脂在病变表面"不容易附着"对于判断紧迫感是否有用，对于这一点进行了补充研究。虽然单变量分析中 $P=0.073$ 并不被认为有统计学意义，但不到 0.1，而且呈阳性的病变比例倾向于从 A 组向 D

组逐渐增加。这表明可能是客观判断紧满感的一个因素，认为是今后要更进一步研究的课题。

3. 放大内镜所见

关于放大内镜所见，4 组间的研究表明，正确诊断率为 90%，D 组的结果是正确诊断率为 90% 左右，与表面型相比并不差。D 组放大内镜图像中是 22/27 病变，许多病变中呈现 V_I 型高度不规则·V_N 型 pit pattern，在病变表面几乎观察不到腺管开口部，或者无结构的黏膜下层浸润部位反映了露出的组织构造，认为正确诊断率高是妥当的。但是，因为在黏膜下层浸润部位即使露出，腺管密度也不会降低的病变中有时可观察到腺管开口部，也有这类不可见无结构的病变。因此，在 D 组同周围的 pit pattern 进行仔细对照后，再进行诊断 V_I 型高度不规则、V_I 型 pit pattern，期待这样的训练可以使正确诊断率得到提高。D 组之外，存在黏膜内癌部位或推断的黏膜内癌部分残留，且正确诊断率低的 A、B、C 组中，正确诊断率均为 60% 左右一样低，但是通过放大内镜可观察到大部分都伴随有一些 V 型 pit pattern 的病变，术前诊断大多被诊断为癌，重新认识了 pit pattern 诊断重要性。但是，这些 pit pattern 在病变表面全部都能观察到的情况下，还包括明显不呈现 V_I 型 pit 的病变，病变数最多，是 T1b 癌的比例最高的 C 组的浸润深度的正确诊断率低。研究了是否存在能够克服这些的要素，但是关于 CV 染色产生的 SA 的染色性，统计学上没有意义，但是可见 C、D 组倾向于有降低或消失的病变较多。DR 接近表层的话，病变表层会发生糜烂等连带病变，容易呈现 CV 染色性降低等连带病变的所见[8]，虽然表明有可能有助于提高浸润深度的正确诊断率，但笔者所在医院关于 SA 的染色性的日常诊疗中，没有积极地进行详细评估的情况较多，因此考虑作为今后的研究课题。

4. 总结

这次研究中统计学有意义的紧满感在 A 组中较少，pit pattern 方面 A 组中 V_I 型高度不规则·V_N 型 pit pattern 较少，另外，浸润深度方面 A 组中达到 T1a 的较多，它们相互关联，这 3 点可以统一解释。

另一方面，因为黏膜内病变方面在 D 组较少，表层 DR 露出方面 D 组较多，D 组的浸润深度达到 T1b 的较多，并且 D 组有紧满感的病变较多，V_I 型高度不规则·V_N 型 pit pattern 较多，所以是可以解释的。

根据这次的结果和各组的正确诊断率，得出的结论是表明① A 组很难正确诊断浸润深度（考虑到病理学的浸润深度 T1a 的情况较多的话，容易倾向于对 Tis 癌的观察所见的理解停留在表层），②如果不漏掉 T1a 的有特征的所见，多数情况下都有可能正确诊断。

另外，讨论部分的开头所记述的隆起型 T1 癌的浸润深度的正确诊断率变低的主要原因是③肿瘤直径大的情况也很多，因为可动性强，所以很难系统而全面地观察和量化整体的表面构造，作为这个问题的对策，笔者活用了 NT（non tramutic）tube，为了在检查后能让其他人也观察到病变的构成，有意地尽可能系统地把重点观察区域从远景中放大到高倍放大依次拍照。隆起型的情况，难以对病变后面的进行判断的情况较多，所以考虑使用 NT tube 是必要的。

但这 4 种浸润形式是切除后的形式，不清楚这 4 组是独立发展还是随着肿瘤的增大从 A 组发展到 D 组。但是临床上，屡屡经历继时性地肉眼形态发生很大变化的 T1 癌。虽然黏膜肌层被破坏的时期不同，但是推测从 A 组发展到 D 组的病变很多。即这次分成 4 组研究了其特征，但是也诊断为 T1 癌的病变分时期讨论研究的可能性较高。但是也存在特别早期的脉管侵袭这种特殊浸润方式的病变，为了更准确地分类还需要进一步研究。

在这样的情况下，临床医生所需要做的是，即使是隆起型病变，也要尽可能正确地诊断，进行适当的治疗。这次笔者根据实际内镜所见图像的诊断进行了研究。但是，也存在再次重新观察图像后想进行不同判断和诊断的病变也是事实。每个医生的诊断能力必须提高。另外，这次分类为 A 组的病变的内镜所见也需要进一步研究，并需要做出努力找出可以使正确诊断率提高的新的观察所见。另一方面，不仅仅是内镜检查，还需要积极地根据需要进行超声内镜和消化道造影检查等其他医疗设备的检查。

结语

在黏膜内癌部分或推断的黏膜内癌部分残留的的隆起型 T1 癌中，与表面型 T1 癌相比，正确诊断率低的原因在病变的构成上，在某种程度上是不可避免的。但是，不变的是普通内镜诊断、放大内镜诊断在诊断上是最重要的。在认识到有各种浸润形式的同时进行综合诊断也非常重要。

参考文献
[1] 大腸癌研究会（編）. 大腸癌取扱い規約,第9版. 金原出版, 2018
[2] 田村智，宮崎純一，矢野哲也，他. 大腸 sm 癌の浸潤度と浸潤様式から見た内視鏡の治療の限界に関する検討. Gastroenterol Endosc 41：933-940, 1999
[3] 工藤進英，倉橋利德，樫田博史，他，大腸腫瘍に対する拡大内視鏡観察と深達度診断—箱根シンポジウムにおける V 型亜分類の合意. 胃と腸 39：747-752, 2004
[4] 鶴田修，豊永純，池田英雄，他. pit pattern からみた表面陥凹型大腸腫瘍の深達度診断. Ther Res 17：146-148, 1996
[5] 唐原健，鶴田修，河野弘志，他. 隆起型早期大腸癌の深達度診断. 胃と腸 42：809-815, 2007
[6] 鶴田修，河野弘志，辻雄一郎，他. 早期大腸癌深達度診断における拡大内視鏡と超音波内視鏡の役割. 胃と腸 36：791-799, 2001
[7] 藤井隆広，永田和弘，斎藤豊，他. 大腸拡大内視鏡診断はどこまで病理診断に近づいたか—大腸上皮性腫瘍を対象として. 胃と腸 34：1653-1664, 1999
[8] 林俊壱，味岡洋一，馬場靖幸，他. Ip, Isp 型早期大腸癌の深達度診断—ピオクタニン染色による拡大内視鏡所見の解析を中心に. 胃と腸 37：1583-1600, 2002
[9] Shimoda T, Ikegami M, Fujisaki J, et al. Early colorectal carcinoma with special reference to its development *de novo*. Cancer 64：1138-1146, 1989
[10] 池上雅博，下田忠和，小牧稔之，他. 大腸 sm 癌の肉眼的特徴とその診断. 胃と腸 29：1237-1247, 1994
[11] Ikegami M. A pathological study on colorectal cancer. From *de novo* carcinoma to advanced carcinoma. Acta Pathol Jpn 37：21-37, 1987
[12] 池上雅博，三戸部慈実，小池裕人，他. 大腸癌の発生・発育・進展に関する病理学的解析. 胃と腸 43：1947-1955, 2008
[13] 味岡洋一，渡辺英伸，小林正明，他. 大腸 sm 癌の細分類（浸潤度分類）とその問題点. 胃と腸 29：1117-1125, 1994
[14] 髙木亮，山野泰穂. 緊満感. 胃と腸 52：631, 2017
[15] 河野弘志，鶴田修. 緊満感. 胃と腸 47：706, 2012
[16] 今井靖，工藤進英，鶴田修，他. 座談会—V 型 pit pattern 診断の臨床的意義と問題点. 早期大腸癌 5：595-613, 2001

Summary

Colorectal Submucosal Cancer of Protruded and Polypoid Growth Type from the Viewpoint of Infiltration Type（on the Features of 0-Is, Isp Lesions）

Eiji Harada[1], Hiro-o Matsushita, Kenjiro Yoshikawa, Ryo Takagi, Yoshihito Tanaka, Bunichiro Kato, Yuko Yoshida, Shin Sasaki, Hiroshi Hashimoto, Takuo Tokairin[2], Katsuhiko Enomoto, Hironori Aoki[3, 4], Kazunori Tsuda[5], Hiro-o Yamano[6]

We investigated the clinical, endoscopic, and pathological features of submucosal colorectal cancer classified into four groups based on the degree of remaining of mucosal muscle plate and the intramucosal or estimated intramucosal carcinoma or portion.

The rate of diagnostic accuracy based on the degree of the depth in the protruded type is low compared to the surface type. In this study, we also confirmed that the diagnostic accuracy rate was lower than that of the surface type, in particular, the lesions remaining in the intramucosal or estimated intramucosal carcinoma portion and the lesions not accompanied by desmoplastic reaction.

Both pit pattern observations using a magnifying endoscope and ordinary endoscopic observations, such as assessing fullness, are important for improving the diagnostic accuracy rate of protruded-type early colorectal cancer, which determines the diagnosis based on depth. In difficult cases, actively searching for other diagnostic modalities such as ultrasound endoscopy and lower intestinal GU series was necessary.

[1]Department of Digestive disease center, Akita Red Cross Hospital, Akita, Japan
[2]Department of Diagnostic Pathology, Akita Red Cross Hospital, Akita, Japan
[3]Department of Gastroenterology, Teine-Keijinkai Hospital, Sapporo, Japan
[4]Department of Molecular Biology, Sapporo Medical University Sapporo, Japan
[5]Department of Gastroenterology, Kobe Red Cross Hospital, Kobe, Japan
[6]Department of Gastroenterology and Hepatology, Sapporo Medical University School of Medicine, Sapporo, Japan

表现为再发远隔转移的 PG type 隆起型直肠下部 T1b 癌 1 例

朝山 直树[1]

永田 信二

鸭田 贤次郎[2]

青山 大辉[1]

福本 晃[2]

金子 真弓[3]

向井 伸一[1]

摘要●患者 40 多岁，女性。在为详查血便而实施的大肠内镜检查中，可以观察到直肠下部 30mm 大的 0-Ⅰs 型肿瘤。进行放大内镜检查和超声内镜检查后诊断为 cT1b 癌。CT 检查未发现淋巴结肿大和其他脏器转移，诊断为 cT1N0M0 后实施了超低位前方切除术。最终诊断是 pT1b、pN0、pM0、pStage Ⅰ并观察病变发展。由于初次手术 6 个月后再发肺转移，所以在化疗后实施了肺切除术。虽然术后继续进行辅助化疗，但 38 个月后再发淋巴结和脑转移，44 个月后去世。虽然大肠 T1 癌外科手术后预后良好，但即便是 Stage Ⅰ也存在早期再发导致死亡的情况，所以慎重地观察病变发展是很重要的。

关键词　　再发远隔转移　脑转移　大肠 SM（T1）癌　cT1b

[1] 広島市立安佐市民病院消化器内科　〒731-0293 広島市安佐北区可部南 2 丁目 1-1
　　E-mail : asayama0502@hiroshima-u.ac.jp
[2] 同　内視鏡内科
[3] 同　病理診断科

前言

虽然大肠 SM（T1）癌（以下简称为 T1 癌）的远隔转移比较罕见，但是还是存在的，需要进行严密的观察。此次笔者报告 1 例低位前方切除后再发远处转移的直肠下部 T1b 癌。

病例

患　者：40 多岁，女性。

主　诉：排便时出血。

既往史：高血压。

家族史：无应特殊记载的事项。

现病史：在接受治疗大约 1 年前发现排便时出血。为了进行详查做了大肠内镜检查，发现直肠下部（Rb）有 30mm 大的 0-Ⅰs 型肿瘤。因此，为进一步详查和加以治疗，被介绍到了笔者

所在医院。

初诊时症状：结膜未见贫血、黄疸，腹部平坦较软、无压痛，直肠指诊时可在肛门上缘约 3cm 的前壁部位触及移动性差的隆起型病变。

入院时血液检查所见：无贫血。CEA 4.7ng/mL（正常值 0～5ng/mL），CA19-9 6.7U/mL（正常值 0～32U/mL），均在正常范围内。

大肠内镜所见（图 1、图 2）　在 Rb 可见大小约 30mm 的表面凹凸不平的、呈红色的隆起型病变。因有紧满感，形状不规则，具有易出血性，所以怀疑是癌。观察不到周围黏膜的痉挛及褶皱的密集（**图 1a**）。通过靛胭脂染色观察，病变的凹凸不平变得明显（**图 1b**）。通过 NBI（narrow band imaging）放大观察（**图 1c**），部分可见分散的血管区域和粗血管断开的 vessel pattern 以及部分可见无结构的 surface pattern

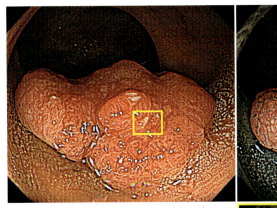
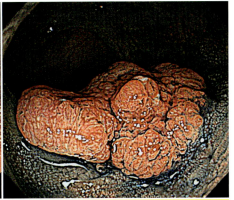
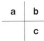
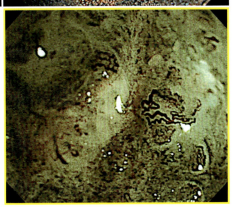

图1 内镜图像

a 普通内镜图像。在 Rb 时可见大小约 30mm 的、表面凹凸不平的红色隆起型病变。因为有紧满感，形状不规则，具有易出血性，所以怀疑是癌。没有观察到周围黏膜的痉挛和密集的褶皱。

b 靛胭脂染色内镜图像。通过靛胭脂染色观察，病变部分的凹凸不平变得明显。

c 并用 NBI 放大内镜图像（**a** 的黄色框部分的放大图像）。部分可见分散的血管区域和粗血管断开的 vessel pattern 以及部分可见无结构的 surface pattern（JNET 分类为 Type 3）。

〔JNET（the Japan NBI Expert Team）分类 Type 3〕。通过结晶紫染色放大观察（**图2**）可见 pit pattern 是 V_I 型高度不规则的主体，并且一部分是 V_N 型。

通过超声内镜检查（endoscopic ultrasonography, EUS），病变图像被绘制成 hypoechoic lesion，可见其向第 3 层（黏膜下层）突出，且一部分接触到第 4 层（固有肌层）。

CT 所见 未见有意义的淋巴结肿大和向其他脏器的转移灶。

MRI 所见 在 Rb 可见约 30mm 大的肿瘤，但是保有肌层的线条。

综上所述，诊断为 0–Ⅰs 型的 T1 癌，于 20XX 年 12 月中旬实施了超低位前方切除术、双口式人工肛门造瘘术。

病理组织学所见 可见肿瘤细胞从黏膜到黏膜下层的浸润性增殖。肿瘤形成大型不规则状腺管状~筛状胞巢状、乳头腺管状结构，进行浸润性增殖，是中分化型管状腺癌（tub2＞tub1）。深

部分化度倾向于低，肿瘤芽（budding, BD）有 9 个，可观察到淋巴管侵袭图像（**图3**）。深部硬化也很明显，但是肿瘤没有波及固有肌层，未发现淋巴结转移。因此，观察病情发展，最终诊断为 Rb、0–Ⅰs、tub2＞tub1、ptub、INFb、Ly1a、V0（VB）、BD2、pN0、pM0、pStage Ⅰ。

临床经过（**图4**） 术后恢复良好，于 20（XX+1）年 3 月中旬进行了人工肛门封闭手术。6 月下旬，为观察术后病情发展，做了 CT，指出左肺有结节影，7 月上旬进行的 PET（positron emission tomography）检查可见向左肺聚集，因此诊断为直肠癌术后肺转移，从 7 月中旬开始了 FOLFOX6 疗法。至 10 月中旬 6 个治疗阶段结束时，效果判定为 SD（stable disease），未发现其他淋巴结肿大及向其他脏器转移（**图5**）。11 月中旬时 FOLFOX6 疗法 9 个阶段结束，疗效判定为 SD。12 月中旬进行了左上肺区域切除 +S6 部分切除术，病理诊断为直肠癌再发肺转移（上

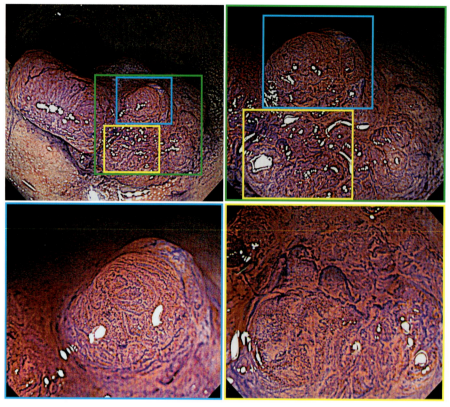

a	b
c	d

图2 结晶紫染色放大内镜图像。pit pattern 是 V_I 型是高度不规则主体，一部分是 V_N 型

a 结晶紫染色图像。

b a 的绿色框部分的放大图像。

c a、b 的蓝色框部分的放大图像。

d a、b 的黄色框部分的放大图像。

下叶间形成时，可见在 S6 中存在转移性肿瘤的结节，因此进行了 S6 的合并切除）。

20（XX+2）年 2 月下旬开始合并用药，共进行 15 个阶段的 FOLFOX6。可见 Grade 3 的骨髓抑制（Neutro 770/μL），两肺有新的癌转移巢，因此从 10 月上旬开始在 TS-1 进行辅助疗法。20（XX+3）年 6 月下旬 CT 检查可见两个肺的癌转移巢增大，因此于 7 月上旬开始使用盐酸伊立替康（CPT-11）。

20（XX+4）年 2 月中旬观察到颈部肿瘤，CT 可观察到左颈部淋巴结转移，左内肠骨区域淋巴结转移，肺转移增大（**图6**），此外 MRI 检查还观察到脑转移（**图7**）。3 月上旬实施了定位放射线疗法。4 月上旬随着颈部肿瘤的增大，进行了放疗 + 化疗（weekly CPT-11），此后应用 BSC（best supportive care）的治疗方案，20（XX+4）年 8 月（初次治疗 4 年后）离世。

讨论

本病例的诊断是 0-Is 型的 T1b 癌，通过根治外科手术后为 pStage Ⅰ，但是初次手术后 6 个月后再发肺转移，38 个月后再发淋巴结、脑转移，初次治疗 44 个月后离世，是 PG（polypoid growth）type 隆起型 Rb 癌的病例。

报告表明针对大肠 T1 癌的外科手术，中长期效果良好，外科手术后的疾病特异性 5 年生存率为 97.2%～99.1%，5 年无再发生存率为 95.0%～98.5%[1-6]。T1 癌的转移再发问卷调查中，对象病例 1806 例中淋巴结转移为 153 例（8.5%），远隔转移为 40 例（2.2%），其中肝转移为 1.2%，肺转移为 1.0%[7, 8]，像这样 T1 癌的转移形式主要是淋巴结所属区域转移，虽然肝转移、肺转移等血液循环性转移非常少见但是也存在。长期效果的报告可见根除后的再发率为 1.8%～4.6%[1-6]，并提出作为远隔转移再发危险

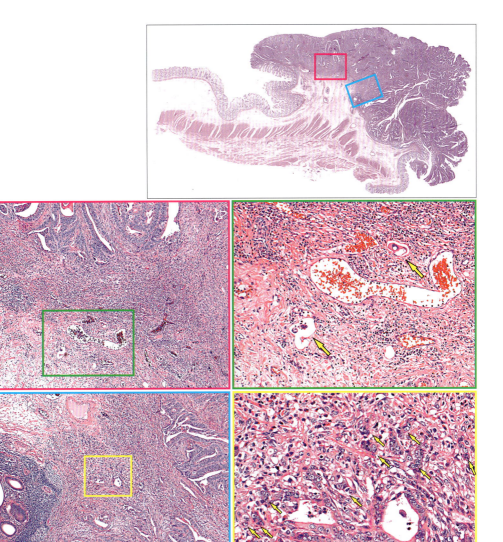

	a	
b		c
d		e

图3 病理组织图像

a 放大镜图像。

b a 的红色框部分的放大图像。

c b 的绿色框部分的放大图像。从黏膜到黏膜下层，肿瘤细胞呈浸润性增殖，在深部可见一部分淋巴管侵袭图像（黄色箭头所指处）。

d a 的蓝色框部分的放大图像。

e d 的黄色框部分的放大图像。在深部存在分化度低的倾向，可见 BD2 的所见（黄色箭头所指处）。

因子是向黏膜下层浸润超过 1000μm，脉管侵袭阳性，低 – 中分化型，BD2/3，黏膜下层最前端部位存在黏液，初次手术时淋巴结转移为阳性等 [9-14]。Iida 等 [3] 得出结论是再发的独立危险因子是淋巴管侵袭，松田等 [4] 得出结论是独立的再发风险因子是局部存在的 Rb，原癌致死风险因子是局部存在的 Rb 和 BD2/3（单用多变量分析只是局部存在的 Rb），Rb 术后要慎重地进行跟进。在既往病例中，由于局部存在 Rb，组织型的一部分中含有中分化腺癌，淋巴管侵袭呈阳性，还有是 BD2 等原因，所以被是包含多个容易引起远隔转移的危险因子的病例。

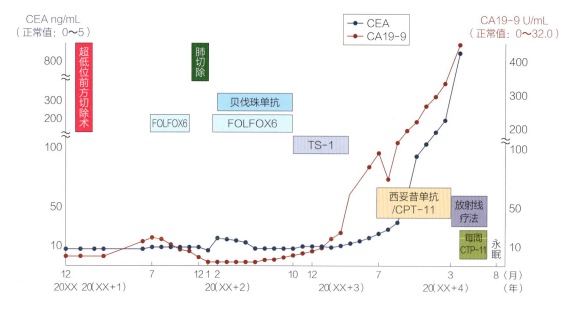

图4 临床经过

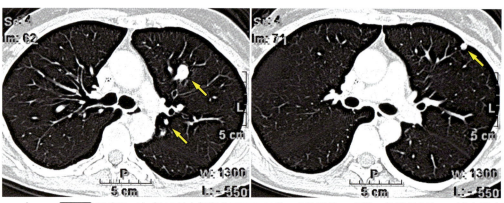

a | b **图5** 20（XX＋1）年10月中旬完成FOLFOX6的6个阶段的CT图像。效果判定为SD（黄色箭头所指处）

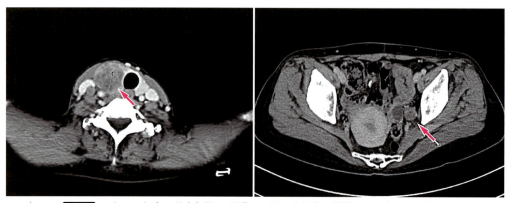

a | b **图6** 20（XX＋4）年2月中旬的CT图像。可见左头部淋巴结转移，左髂骨区域淋巴结转移（红色箭头所指处）

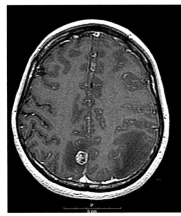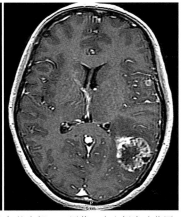

图7 20（XX＋4）年2月中旬的头部MRI图像。在左侧头叶范围，右侧头顶部，脑左前叶处可见转移灶

a | b

关于再发转移时期，根据大肠癌治疗指南（2016年版），再发病例在术后3年内的有80%以上，术后5年以内的有95%以上，术后5年以上再发的是所有病例的1%以下[15]。另外，报告表明StageⅠ大肠癌再发肺转移在1年内的为12%，3年内的为59%，5年内的为88%，肺转移倾向于比其他部位的再发晚[16]，但本病例是在术后约半年内再发肺转移。虽然不清楚是因为癌细胞本身的恶性程度高还是主要因为Rb的解剖学上的原因，但有可能是因为Rb癌的生物学上的恶性度高[1]。

作为治疗大肠癌转移复发的治疗方案，再发的脏器是一个脏器的情况下，如果可以通过手术彻底切除再发的病巢，就要积极考虑切除，对于肺转移，如果没有不可切除因素的话，建议切除[15]。报告表明肺切除后的5年生存率为30%～68%[15]，由于在StageⅠ生存率为75%，情况要更好[16, 17]，所以认为在化疗后进行外科切除是意义的。

大肠癌的脑转移非常罕见，发生率为0.4%～1.8%[18]，80%以上伴随着其他脏器转移[19]。因此，在治疗大肠癌脑转移病例时根治很困难，诊断为脑转移后1年生存率为16%，预后不好[19]。大肠癌的脑转移路径为：①血液循环路径。②淋巴循环路径。③可以考虑通过脑脊髓液的路径，但几乎都是通过血液循环路径的。在通过血液循环路径的转移中，也从很早之前就认为存在的3个路径：①门静脉系统→肝、肺→脑。②直肠静脉巢→下部大静脉→肺→脑。③椎骨静脉巢（Batson静脉丛）→脑[20]。另外，也有报告称脑转移病例的85%伴随着图像上的肺转移[20]，因此考虑肺转移过程变长的病例脑转移的风险升高的可能性较大。就像本病例这样，在临床过程中同肺转移长期相关的病例[21]中，可考虑血液循环路径转移的①～③的3种可能性，有必要在观察病情发展的过程中增加头部CT/MRI影像学检查。

一般来说，大肠T1癌的预后是良好的，但是既往病例那样，即使是StageⅠ也有早期再发甚至死亡的情况。因此，即使是大肠T1癌，特别是病理学上恶性程度高的病例和Rb癌，也应时刻注意复发的风险，进行跟进是非常重要的。

结语

虽然在根治外科手术中是pStageⅠ，但是本病例是1例在再发肺转移手术后，因为经历了再发淋巴结和脑转移，而后死亡的PG type隆起型Rb癌的病例，所以在研究参考文献考察后进行了报告。

参考文献

[1] 依田雄介，池松弘朗，松田久尚，他．大腸癌治療ガイドライン 2005/2009 の妥当性．胃と腸 46：1442–1448, 2011

[2] Kobayashi H, Mochizuki H, Morita T, et al. Characteristics of recurrence after curative resection for T1 colorectal cancer：Japanese multicenter study. J Gastroenterol 46：203–211, 2011

[3] Iida S, Hasegawa H, Okabayashi K, et al. Risk factors for postoperative recurrence in patients with pathologically T1 colorectal cancer. World J Surg 3：424–430, 2012

[4] 松田圭二，塚本充雄，福島慶久，他．大腸 SM（T1）癌に対する外科手術の中・長期成績．胃と腸 50：426–436, 2015

[5] Asayama N, Oka S, Tanaka S, et al. Long-term outcomes after treatment for T1 colorectal carcinoma. Int J Colorectal Dis 31：571–578, 2016

[6] Tamaru Y, Oka S, Tanaka S, et al. Long-term outcomes after treatment for T1 colorectal carcinoma：a multicenter retrospective cohort study of Hiroshima GI Endoscopy Research Group. J Gastroenterol 52：1169–1179, 2017

[7] 小平進，八尾恒良，中村恭一，他．sm 癌細分類からみた転移阳性大腸 sm 癌の実態―アンケート調査集計報告．胃と腸 29：1137–1142, 1994

[8] 望月英隆，長谷和生，柳生利彦．大腸 sm 癌における先進部組織異型度とリンパ節・遠隔転移．胃と腸 29：1143–1150, 1994

[9] 武藤徹一郎，西澤護，小平進，他．大腸 sm 癌アンケート集計報告― sm 癌の転移リスクファクターを求めて．胃と腸 36：911–918, 1991

[10] 岡部聡．大腸 sm 癌の転移のリスクファクターに関する検討．日本大腸肛門病会誌 47：564–575, 1994

[11] 森美樹，山根祥晃，木村修，他．同時性肝転移を認めた Ip 型大腸 sm 癌の 1 例．日臨外会誌 65：2164–2168, 2004

[12] 斉藤裕輔，垂石正樹，藤谷幹浩，他．大腸 SM 癌のリンパ節転移・遠隔転移と予後．大腸癌 Frontier 1：133–137, 2008

[13] 小林裕彦，池上雅博，三戸部慈実，他．大腸粘膜下層浸潤癌のリンパ節転移危険因子の検討．慈恵医大誌 124：113–126, 2009

[14] 藤盛孝博，藤井隆広，松田尚久，他．pSM 癌の取扱い指針．大腸癌 Frontier 4：269–276, 2011

[15] 大腸癌研究会（編）．大腸癌治療ガイドライン医師用 2016 年版．金原出版，pp 47–49, 2016

[16] 樋口哲郎，榎本雅之，杉原健一．Stage I 大腸癌のフォローアップについて．日本大腸肛門病会誌 59：857–862, 2006

[17] 丸田智章，須田武保，畠山勝義，他．大腸癌肺転移に対する肺切除の検討．日消外会誌 35：1377–1383, 2002

[18] Hammoud MA, McCutcheon IE, Elsouki R, et al. Colorectal carcinoma and brain metastasis：distribution, treatment and survival. Ann Surg Oncol 3：453–463, 1996

[19] Farnell GF, Buckner JC, Cacino TL, et al. Brain metastases from colorectal carcinoma. Cancer 78：711–716, 1996

[20] Cascino TL, Leavengood JM, Kemeny N, et al. Brain metastases from clon cancer. J Neurooncol 1：203–209, 1983

[21] 番場嘉子，板橋道朗，廣澤知一郎，他．γ ナイフ治療を施行した大腸癌脳転移病例 5 例の検討．日本大腸肛門病会誌 60：256–259, 2007

Summary

Polypoid Growth Type Deep Submucosal Carcinoma of the Lower Rectum Recurring as Distant Metastasis after Curative Resection, Report of a Case

Naoki Asayama[1], Shinji Nagata,
Kenjiro Shigita[2], Taiki Aoyama[1],
Akira Fukumoto[2], Mayumi Kaneko[2],
Shinichi Mukai[1]

A female in her 40s was hospitalized with 1-year history of hematochezia. Colonoscopy revealed a sessile lesion（30mm）in the lower rectum（Rb）. With magnifying colonoscopy and endoscopic ultrasonography, this tumor was diagnosed as clinical（c）T1b carcinoma（submucosal invasion depth ≧ 1,000m）. Contrast-enhanced computed tomography revealed no lymph node metastasis or distant metastasis. We performed ultra-low anterior resection（D2）based on cT1N0M0 diagnosis and considered surgery to be curative. The final diagnosis was Rb, 0-Is, tub2 ＞ tub1, pT1b, INF b, Ly1a, V0（VB）, BD2, pN0, pM0, and pStage I without adjuvant chemotherapy. Owing to the recurrence of pulmonary metastasis subsequent to 6 months of the primary surgery, we performed lobectomy after chemotherapy. Then, postoperative adjuvant chemotherapy was continued ; however, lymph node recurrence with brain metastasis occurred after 38 months. The patient died 44 months after the primary surgery. Although surgical outcomes for T1 colorectal carcinoma are considered good, careful observation is warranted during postoperative follow-up of Rb carcinoma. Therefore, physicians should contemplate further follow-up of aggressive cases even after curative resection, as in this case of stage I disease.

[1]Department of Gastroenterology, Hiroshima City Asa Citizens Hospital, Hiroshima, Japan

[2]Department of Endoscopy, Hiroshima City Asa Citizens Hospital, Hiroshima, Japan

[3]Department of Anatomical Pathology, Hiroshima City Asa Citizens Hospital, Hiroshima, Japan

壁外非连续性癌进展伴致死性转归的早期大肠癌1例

水口 康彦[1]

坂本 琢

关口 正宇

高丸 博之

山田 真善

吉永 繁高

冢本 俊辅[2]

岩佐 悟[3]

桥本 大辉[4]

吉田 裕

谷口 浩和

关根 茂树

松田 尚久[1]

斋藤 丰

摘要●患者 50 多岁，女性。在进行血便进一步检查的下消化道内镜检查中，发现乙状结肠有平坦隆起和结节组成的 20mm 大的病变（0-Ⅰs+Ⅱa 型）。因在结节顶部的凹陷处发现Ⅵ型高度不规则 pit，故诊断为 SM 深部浸润癌，并实施了腹腔镜下乙状结肠切除术。病理组织学检查发现了高分化腺癌（SM2 4700μm），其浸润到结节部黏膜下层。平坦隆起部位为腺底增生带表层分化的 superficially serrated adenoma。在浆膜下层发现了壁外非连续性癌进展和淋巴结转移。术后实施辅助化学疗法，于术后第 11 个月时再次发生转移，术后第 15 个月去世。

关键词 superficially serrated adenoma 壁外非连续性癌进展 早期大肠癌

[1] 国立がん研究センター中央病院内視鏡科
〒 104-0045 東京都中央区築地 5 丁目 1-1　E-mail：yamizugu@ncc.go.jp
[2] 同　大腸外科
[3] 同　消化管内科
[4] 同　病理・臨床検査科

前言

隆起型大肠癌的内镜深度诊断很难。这次，该病例通过内镜诊断为 20mm 大的隆起型早期大肠癌并进行了外科手术切除，呈非连续性癌进展和淋巴结转移，是经历了致死性转归的病例，报告如下。

病例

患　者：50 多岁，女性。

主　诉：血便。

家族史：母亲患大肠癌。

生活经历：无饮酒史，有吸烟史，目前不吸烟。

既往史：无。

现病史：前位医生为详细检查血便，实施了下消化道内镜检查，在乙状结肠发现了 25mm 大小的隆起型病变。因为活检结果显示为腺癌，为了进一步诊治被介绍到笔者所在科室。

现症见：无特别需要记录事项。

临床检查结果：肿瘤标志物 CEA、CA19-9、CA125 均不见升高。其他无特别显著异常结果。

下消化道内镜检查在乙状结肠发现约 25mm 大小的边界明显的隆起型病变，是高度较低的平坦隆起和顶部有明显凹陷的结节成分混合的病变。肉眼型为 0-Ⅰs+Ⅱa 型，内镜检查推测其发育形态为 PG（polypoid growth）type（**图 1a～c**）。结节部发红，与凹陷部分一致，有很强的黏液附着。凹陷部分的 NBI（narrow band imaging）扩大观察到的是分散存在的零散的微血管，surface

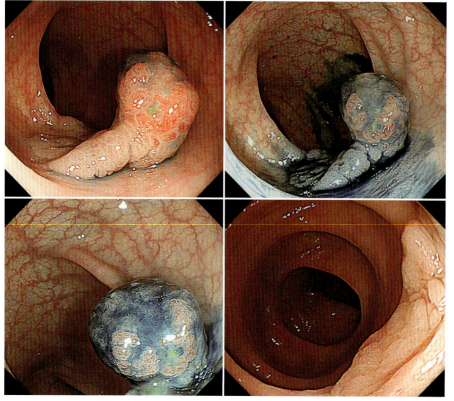

图1 常规内镜图像

a 乙状结肠发现 20mm 大小的 0–Ⅰs+Ⅱa 型病变。

b 靛胭脂染色图像。平坦隆起部位的分支变得更加清晰。

c 顶部有明显的凹陷区域。

d 平坦隆起部分呈白色。

a	b
c	d

pattern 已经消失，判断为 JNET（the Japan NBI Expert Team）分类 Type 3（图2a、b）。将该部分进行染色后，根据边缘不规则、边界模糊的不规则 pit 构成，可以诊断为 V₁ 型高度不规则（invasive pattern）（图2c、d）。另一方面，平坦隆起部分在通常观察中与周围的非病变部进行比较，略呈白色（图1d）。在 NBI 中，只有一部分不清楚地观察到口径不同的微血管或间质内的瘀血，而对 vessel pattern 的评估是很难的。surface pattern 大体上是完整的，相当于 JNET 分类 Type 2A，但是，与典型的腺瘤的 NBI 图像相比，围绕在腺管周围的微血管不清晰（图3a、b、e）。用靛胭脂染色可清晰地观察到小分叶结构，在放大观察中呈羊齿状的 Ⅲ_H 型 pit（fern-like apearance）（图3c、d），该观察结果在结晶紫染色中也同样被确认（图3f）。综上，将该病例诊断为具有锯齿状病变特征的 SM 高度浸润癌（cT1b）。

胸腹部造影 CT 可见乙状结肠有 20mm 大的平板状病变，部分发现亚茎性隆起。在肠管旁发现 8mm 左右的不规则肿大淋巴结，无远端转移。

临床经过 诊断为 T1b 大肠癌，实施了腹腔镜下乙状结肠切除术，D2 廓清术。

术后经过 诊断为 Stage Ⅲa（pT1bN1bM0），采用卡培他滨辅助化疗 6 个月。术后第 11 个月，发现卵巢转移，腹膜转移。用氟尿嘧啶、l–亚叶酸钙、奥沙利铂（mFOLFOX6）和贝伐珠单抗治疗，在术后第 15 个月病例去世。

切除标本的病理学观察 在乙状结肠发现大小为 20mm×20mm 的 0–Ⅰs+Ⅱa 型病变。以 5mm 为间隔制作切片（图4a）。病理组织学认定了结节部有黏膜下层浸润的高分化腺癌，平坦隆起部有非典型腺瘤（图4b~d）。SM 浸润深度从表层开始测量后为 4700μm，未见血管浸润。平坦隆起部分在中层～深层有显示为腺瘤样增生的

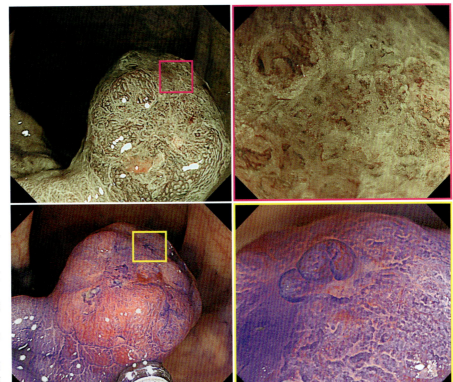

直线腺管,在表层保持分化,部分呈锯齿状变化,呈现出非典型的腺瘤图像(**图4e**)。非典型腺瘤和癌的部分有明显界线。浆膜下层伴随黏液产生的腺癌形成 7mm 大小的结节(**图4f**)。结节是没有淋巴结结构的壁外非连续性癌进展病灶(extramural cancer deposits without lymph node structure,EX)。另外,在肿瘤正下方的浆膜下层发现 4mm 大小的淋巴结转移。未见其他转移。

讨论

本病例经过内镜检查诊断为 SM 高度浸润癌,并采用外科手术切除。如果进行诊断性内镜切除的话会怎么样呢?2019 年版大肠癌治疗方案中,对于采用内镜切除的 pT1 大肠癌要求具有以下几点当中的一点,"①SM 浸润深度 1000μm 以上,②血管侵袭阴性,③低分化癌、印戒细胞癌、黏液癌,④浸润部分起始部位有簇状物(budding)Grade 2/3,作为追加治疗,推荐少量伴有淋巴结清扫的肠切除"[1]。另外,引用大肠癌研究会"1000μm 以上 SM 癌转移风险的分层项目研究"的报告[2],淋巴结转移危险因子在 SM 浸润的情况下,淋巴结转移率为 1.3%(95% 置信区间 0~2.4%)。在本病例的内镜切除标本中,非治愈的切除因子只有深度,因此可以评估为淋巴结转移风险很低。但是,本病例虽然是外科切除的,但仍然病情严重,虽然只有一例,但也说明了风险分层的难度。实际上,在对笔者所在医院实施的大肠 ESD(endoscopic submuucosal dissection)423 例病变的长期预后进行分析发现,SM 高度浸润癌 ESD 后的复发率在实施追加外科手术切除组中较低,并且与复发相关的独立因子是 SM 高度浸润和分期切除[3]。在考虑风险分层方面,切除标本外可能存在的非连续浸润也是一个问题。大肠癌研究会《关于淋巴结构造的壁外非连续性癌进展病灶的研究》的多中心研究结果显示,仅 T1 就有 1.4%~2.5% 的

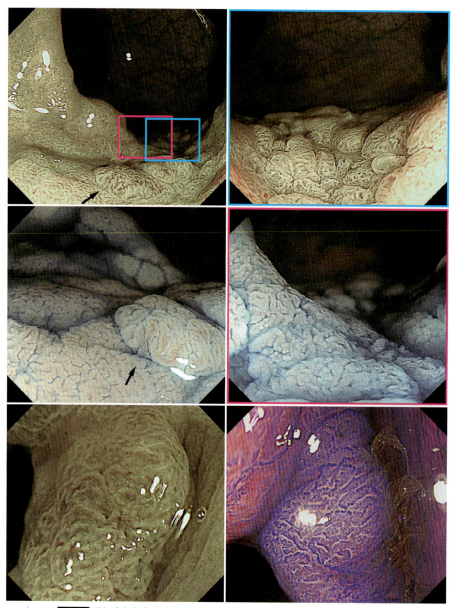

a	b
c	d
e	f

图3 平坦隆起部位的内镜图像

a, b NBI 并用放大内镜图像。**b** 是 **a** 的蓝色框部分的放大图像。

c, d 靛胭脂染色图像。**c** 的黑色箭头和 **a** 的黑色箭头对应。**d** 是 **a** 的红色框部分的放大图像。

e 不同部位的 NBI 并用放大内镜图像。

f 不同部位的结晶紫染色图像。

EX，这是个不可忽视的数值[4]。

本病例的平坦隆起部位在病理组织学上，在腺底部至中层具有直线性的腺瘤样腺管，表层分化呈现部分锯齿状变化的非典型腺瘤像。增殖带位于腺体底部至中层，未见向具有管状腺瘤特征的增殖带表层移动。笔者将这种形态的非典型腺瘤命名为 SuSA（superficially serrated adenoma），这是锯齿状病变的一种新类型[5]，SuSA 是一种特殊的组织，大部分病例还具有 KRAS 变异、RSPO 融合或过度表达的基因异常。RSPO 融合

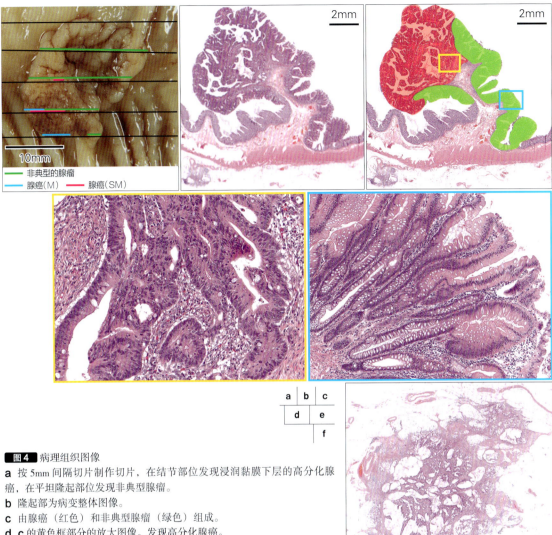

非典型的腺瘤
腺癌（M）　腺癌（SM）

a	b	c
d		e
		f

图4 病理组织图像

a 按 5mm 间隔切片制作切片，在结节部位发现浸润黏膜下层的高分化腺癌，在平坦隆起部位发现非典型腺瘤。

b 隆起部为病变整体图像。

c 由腺癌（红色）和非典型腺瘤（绿色）组成。

d c 的黄色框部分的放大图像。发现高分化腺癌。

e c 的青色框部分的放大图像（非典型的腺瘤）。中层至深层有显示腺瘤增殖的直线腺管，表层保持分化，呈现一部分锯齿状变化。

f 确认浆膜下层无 7mm 大淋巴结结构的壁外非连续性癌进展病灶。

与 *APC* 变异具有排他性，并抑制了 WNT 配体依赖性的 WNT pathway 的活性。本病例的平坦隆起部位是组织学上典型的 SuSA，今后还需要进一步研究 SuSA 的临床特征。

结语

　　本文介绍了 1 例伴随着致死性转归的壁外非连续性癌进展的早期大肠癌。治疗方案需要进一步优化，如果能查明致癌机制，那就太幸运了。

参考文献

[1] 大腸癌研究会（編）. 大腸癌治療ガイドライン 医師用 2019 年版. 金原出版, 2019

[2] 味岡洋一，大倉康男，池上雅博，他. 早期大腸癌の内視鏡治療の適応拡大─T1b 癌（1,000μm 以深 SM 癌）リンパ節転移リスク層別化の検討. 杉原健一，五十嵐正広，渡邉聡明，他（編）. 大腸疾患 NOW 2016─大腸の診断と治療 update. 日本メディカルセンター，pp 63-77,

2016

[3] Yamada M, Saito Y, Takamaru H, et al. Long-term clinical outcomes of endoscopic submucosal dissection for colorectal neoplasms in 423 cases : a retrospective study. Endoscopy 49 : 233–242, 2017

[4] Ueno H, Mochizuki H, Shirouzu K, et al. Multicenter study for optimal categorization of extramural tumor deposits for colorectal cancer staging. Ann Surg 255 : 739–746, 2012

[5] Hashimoto T, Tanaka Y, Ogawa R, et al. Superficially serrated adenoma : a proposal for a novel subtype of colorectal serrated lesion. Mod Pathol 31 : 1588–1598, 2018

Summary

Early Colorectal Cancer with an Extramural Cancer Deposit Leading to Fatal Outcome, Report of a Case

Yasuhiko Mizuguchi[1], Taku Sakamoto,
Masau Sekiguchi, Hiroyuki Takamaru,
Masayoshi Yamada, Shigetaka Yoshinaga,
Shunsuke Tsukamoto[2], Satoru Iwasa[3],
Taiki Hashimoto[4], Hiroshi Yoshida,
Hirokazu Taniguchi, Shigeki Sekine,
Takahisa Matsuda[1], Yutaka Saito

50's-year-old female presented with hematochezia. Total colonoscopy revealed a superficial, elevated lesion with a large nodule (size, 25mm) in the sigmoid colon (0-Is+IIa). The upper portion of the nodule demonstrated type-VI invasive pattern pits. Laparoscopic sigmoidectomy was performed for T1b cancer. Histologically, tubular adenocarcinoma invaded into the deep submucosal layer (SM2, 4,700μm). The flat, elevated lesion revealed a superficially serrated adenoma. A extramural cancer deposit without any lymph node structures was detected. The patient was treated with adjuvant chemotherapy ; however, she relapsed and died of tumor progression 15 months postoperatively.

[1] Endoscopy Division, National Cancer Center Hospital, Tokyo
[2] Division of Colorectal Surgery, National Cancer Center Hospital, Tokyo
[3] Division of Gastrointestinal Medical Oncology, National Cancer Center Hospital, Tokyo
[4] Division of Pathology and Clinical Laboratories, National Cancer Center Hospital, Tokyo

可追踪促进发育过程的 PG type 隆起型早期大肠癌的 1 例病例

并河 健[1]
斋藤 彰一
五十岚 正广
河内 洋[2]

摘要●患者 60 多岁，男性。为了详查便潜血阳性，在之前医生实施的下部消化道内镜检查后，怀疑直肠上部是早期大肠癌，为了进行详查并加以治疗被介绍到笔者所在科室。在治疗前的详查中，可见伴有 PG type 中心凹陷的 10mm 大的亚有蒂性病变。但是在 2 个月后的治疗时认为 NPG type，可观察到发展为边缘没有肿瘤成分的 6mm 大的凹陷型病变的形态变化。怀疑是向黏膜下层深部浸润，但是为了完全摘除进行活检采用了内镜治疗的方针。切除标本的病理组织学所见为 pT1a（500μm）的中分化型管状腺癌，脉管侵袭阴性，肿瘤芽 Grade 1。边缘部黏膜表面可见正常腺管，与 NPG type 的术前内镜所见一致。因为可追踪从判断为 PG type 的隆起型肿瘤向判断为 NPG type 的凹陷型肿瘤形态变化的过程，所以是提示普遍判断为 NPG type 的 0–Ⅱc 型 SM 癌中也包含 PG type 引起的可能性的珍贵的病例。

关键词 PG (polypoid growth) type
NPG (non-polypoid growth) type 早期大肠癌
形态变化 凹陷型病变

[1] がん研有明病院消化器内科，内視鏡診療部
〒 135–8550 東京都江東区有明 3 丁目 8–31 E–mail：ken.namikawa@jfcr.or.jp
[2] 同 病理部

前言

PG（polypoid growth）type 和 NPG（non-polypoid growth）type 是 Ikegami 1、Shimoda 等[2] 所主张的早期大肠癌的一种分类。根据对病变的割面形态进行病理组织学评估分为从其发育样式来看由隆起型产生的病变和由凹陷·平坦产生的病变这样 2 类。另外，有报告表明，NPG type 与 PG type 相比，倾向于肿瘤直径较小，有导致黏膜下层（SM）深部浸润的倾向，认为对浸润深度的推断很有帮助[3]。这次，笔者治疗了 1 例判断为 PG type 的早期大肠癌 2 个月后呈现向 NPG type 的内镜所见的形态变化的病例。所以参考了文献作了考察报告。

病例

患　者：60 多岁，男性。
主　诉：便潜血阳性。
病　史：高血压、高尿酸血症、十二指肠溃疡。
现病史：来笔者所在医院 4 个月前，为了详查便潜血阳性，之前医生进行了下消化道内镜

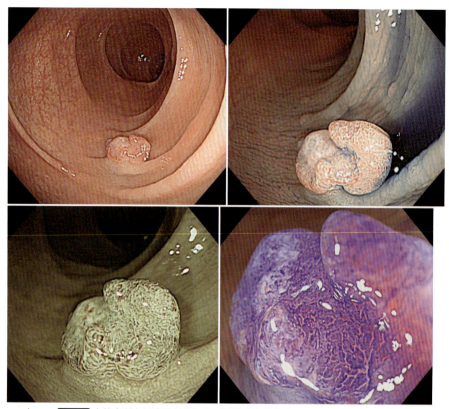

<table>
<tr><td>a</td><td>b</td></tr>
<tr><td>c</td><td>d</td></tr>
</table>

图1 在笔者所在医院进行的初次下消化道内镜检查

a 普通白光镜下图像。10mm 大，可在上部直肠上观察到发红的亚有蒂性病变。
b 靛胭脂染色图像。在顶部凹凸不规则明显。
c NBI 图像。病变边缘部位隆起部位怀疑有肿瘤性变化，顶部的表面结构不清楚。
d CV 染色放大图像。病变中心的凹陷部位可见 V_1 型高度不规则。

检查。检查出上直肠内有带有中心凹陷的 10mm 大的亚有蒂性病变。怀疑是早期大肠癌，为了进行详查加以治疗，被介绍到笔者所在医院就诊。

现症见：没有应特殊记载的异常所见。

血液检查所见：没有应特殊记载的异常所见。

初次下消化道内镜检查 在笔者所在医院进行初次内镜检查时，发现直肠上部存在呈 10mm 大的发红色调的亚有蒂性的隆起型病变（**图1a**）。顶部存在凹凸不规则较明显的病变（**图1b**），病变边缘部通过 NBI（narrow band imaging）观察可见疑似存在肿瘤性变化（**图1c**）的所见，判断是 PG type 的所见。对病变中心的凹陷部位是通过 CV（crystal violet）染色放大观

察认为是 pit pattern 分类[4] V_1 型高度不规则（**图1d**），表明是 SM 深部浸润癌的所见。

2 个月后的下消化道内镜检查 边缘的隆起脱落，变成伴有凹陷的 6mm 大的平坦凹陷型（0-Ⅱc 型）病变（**图2a、b**）。病变边缘部通过 NBI 放大观察确认是 JNET（the Japan NBI Expert Team）分类[5] Type 1（**图2c**），通过 CV 染色放大观察确认 I 型 pit pattern（**图2d**），在凹陷的中心部，通过 NBI 放大观察，可见一部分血管结构和表面结构消失，是 JNET 分类 Type 3（**图2e**），通过 CV 染色放大观察，可见内腔缩小和部分部位表面结构的枯萎，呈现出与上次相同的 V_1 型高度不规则（**图2f**）。

以上内镜观察可见呈现形态变化为表明是

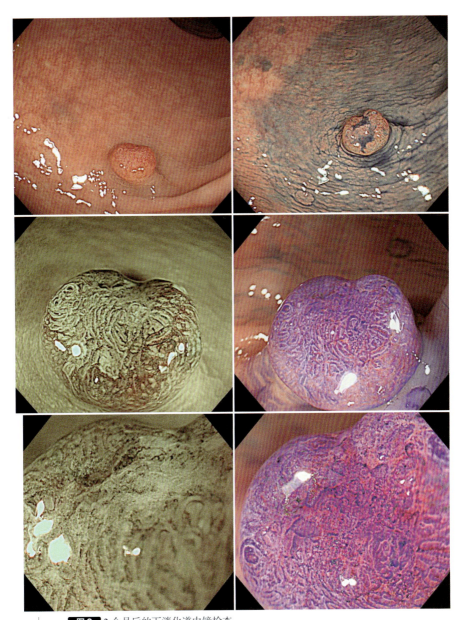

a	b
c	d
e	f

图2 2个月后的下消化道内镜检查

a 普通白光镜下图像。病变边缘的隆起脱落，可见比初次检查时平稳和肿瘤直径的缩小。

b 靛胭脂染色图像。病变中心部位可见明显的凹陷。

c NBI 低倍放大图像。病变边缘部位可见 JNET 分类为 Type 1，与凹陷面一致及血管的扩张。

d 和 c 同部位的 CV 染色弱放大图像。病变边缘部位可见 I 型 pit pattern。可见和凹陷面一致，是肿瘤性 pit。

e NBI 高倍放大图像。可见在凹陷面的一部分血管走行以及表面结构的消失，诊断为 JNET 分类 Type 3。

f 和 e 同部位的 CV 染色强放大图像。可见内腔的狭小化和在部分部位表面结构的枯萎，V_I 型高度不规则的 pit pattern。

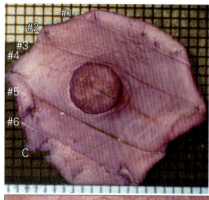

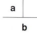

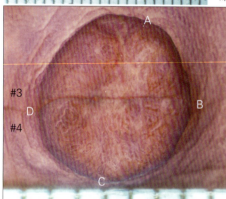
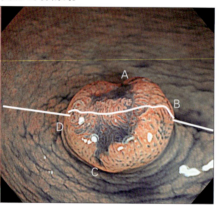

图3 切除标本的肉眼所见
a 固定后切除标本的实体显微内镜图像。
b 实体显微内镜图像和内镜图像的对比。在中心部位加入了分割线。

NPG type 的 SM 深部浸润癌。但是，由于是发生在直肠以及是小病变，为完全摘除和进行活检，在获得本人和家属的同意后，进行了内镜下黏膜切除术（endoscopicmucosal resection，EMR）。

切除标本肉眼所见 病变是伴随着中心凹陷的表面型病变，大小为 6mm×5mm。固定后切除标本的实体显微镜的肉眼像为**图3a**，低倍放大图像与内镜图像的对比以及预想的切除标本上的分割线见**图3b**。

病理组织学的所见（**图4**） 在病变中心部的凹陷部可见到黏膜表层为止都有中分化型管状腺癌的增生和炎症性间质反应（**图4b**）。通过 desmin 染色可见平滑肌纤维的交错和一部分消失，但是黏膜肌层是可以推断的，根据对同部位的测定，浸润深度为 500μm（**图4d、e**）。脉管侵袭为阴性，肿瘤芽是 Grade 1。边缘部位可见正常腺管的一部分内混杂存在着腺瘤成分（**图4f**）。

通过以上观察最终病理诊断为高至中分化腺癌伴中度非典型性管状腺瘤，pT1a（500μm），Ly0，V0，budding Grade1，HM0，VM0。

讨论

提出了从隆起型转移为凹陷型病变的 0-Ⅱc 型 pT1（SM）癌的病例。

早期大肠癌的 PG、NPG 分类是基于关于大肠癌的产生原因是 adenoma-carcinoma sequence 学说[6] 和 de novo carcinoma 学说[7] 的病变分别与 PG type 和 NPG type 相对应[1,2]，是基于这个设想而制定的。制定后虽然也有报告表明存在例外的病例，但是迄今普遍认为大部分由肿瘤引发的隆起型病变中，NPG type 的多数是表面型产生的病变[8]。池上等[3] 在对 pT1b（SM）癌 141 例（NPG type 51 例，PG type 90 例）的研究报告表明，其平均肿瘤直径分别为 12.9mm、22.5mm，NPG type 有比 PG type 小的肿瘤直径，有导致 SM 浸润的倾向。因此，这些判断在术前浸润深度的诊断中被认为是有用的。另外，从在病变边缘的突起部位也可见有肿瘤成分，并且具备与正常黏膜相比明显要高这个 PG type 的特征，以及伴有正常黏膜平缓转移这种 NPG type 的特征来看，通

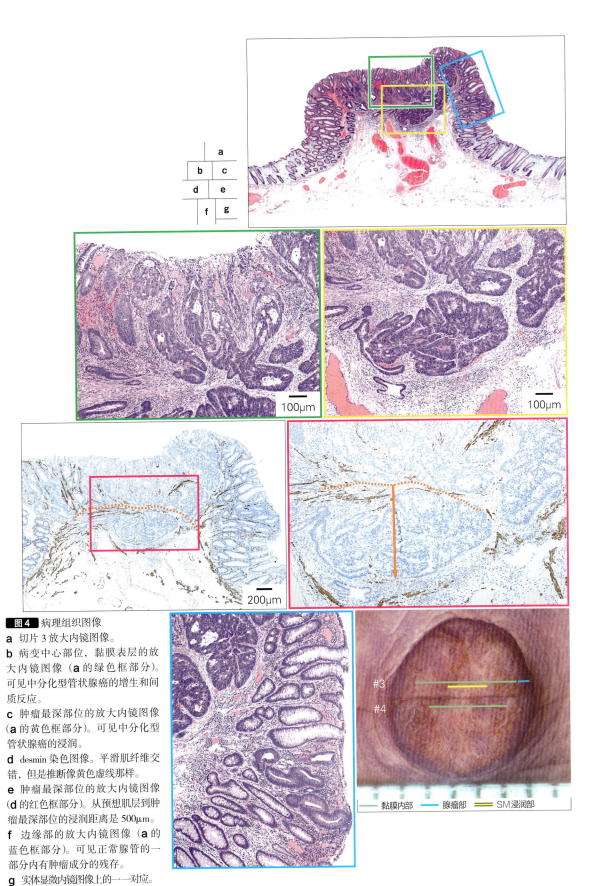

图4 病理组织图像

a 切片3放大内镜图像。

b 病变中心部位，黏膜表层的放大内镜图像（**a**的绿色框部分）。可见中分化型管状腺癌的增生和间质反应。

c 肿瘤最深部位的放大内镜图像（**a**的黄色框部分）。可见中分化型管状腺癌的浸润。

d desmin 染色图像。平滑肌纤维交错，但是推断像黄色虚线那样。

e 肿瘤最深部位的放大内镜图像（**d**的红色框部分）。从预想肌层到肿瘤最深部位的浸润距离是 500μm。

f 边缘部的放大内镜图像（**a**的蓝色框部分）。可见正常腺管的一部分内有肿瘤成分的残存。

g 实体显微内镜图像上的一一对应。

黏膜内部　腺瘤部　SM浸润部

过内镜诊断中也可以推定这些分类。

本病例在笔者所在科室接受详细检查时，发现在包含边缘隆起的整体中存在肿瘤成分，判断是 PG type 的 pT1（SM）。2 个月后治疗时，内镜所见可见边缘隆起消失，变成了普遍认为是 NPG type 的凹陷型病变。内镜切除时内镜所见，包括放大观察也可见边缘部位正常的腺管，是表明 NPG 产生的癌的观察结果。切除后的病理组织像可见病变中心部位与中分化型管状腺癌及间质反应，与在 NBI 放大观察中 JNET 分类 Type 2B 及 CV 染色放大观察中Ⅵ型高度不规则的观察结果一致。另外，病变边缘的组织图像中可见正常腺管，其观察结果也与内镜图像一致。

综上所述，假如这次的内镜检查仅是治疗时的检查，那么仅通过内镜观察难以判断为 PG type，目前按照 NPG type 或者凹陷型癌来治疗的病例中，表明如本病例那样的隆起型癌边缘脱落的结果是，可能包含完全按照由表面型产生的癌来观察的病例。

结语

提出了可追踪从判断是 PG type 的隆起型肿瘤到判断是 NPG type 的凹陷型肿瘤的形态变化经过的病例。普遍判断是 NPG type 的 0–Ⅱc 型 pT1（SM）癌中包含初期呈现 PG type 的由隆起型产生的癌。这个病例是表明有这个可能性的珍贵的病例，所以作了报告。

参考文献

[1] Ikegami M. A pathological study on colorectal cancer. From *de novo* carcinoma to advanced carcinoma. Acta Pathol Jpn 37：21–37, 1987

[2] Shimoda T, Ikegami M, Fujisaki J, et al. Early colorectal carcinoma with special reference to its development *de novo*. Cancer 64：1138–1146, 1989

[3] 池上雅博，三戸部慈実，小池裕人，他．大腸癌の発生・発育進展に関する病理学的解析．胃と腸 43：1947–1955, 2008

[4] Tanaka S, Kaltenbach T, Chayama K, et al. High-magnification colonoscopy（with video）. Gastrointest Endosc 64：604–613, 2006

[5] Sano Y, Tanaka S, Kudo SE, et al. Narrow-band imaging（NBI）magnifying endoscopic classification of colorectal tumors proposed by th Japan NBI Expert Team. Dig Endosc 28：526–533, 2016

[6] Morson BC. Some peculiarities in the histology of intestinal polyps. Dis Colon Rectum 5：337–344, 1962

[7] Spratt JS Jr, Ackerman LV, Moyer CA. Relationship of polyps of the colon to colonic cancer. Ann Surg 148：682–698, 1958

[8] 池上雅博．PG，NPG 分類から見た早期大腸癌の発育様式．胃と腸 45：715–719, 2010

Summary

Development and Progression of Polypoid Growth Type（PG）Early Colorectal Cancer, Report of a Case

Ken Namikawa[1], Shoichi Saito, Masahiro Igarashi, Hiroshi Kawachi[2]

A 60-year-old male was referred to our hospital after a colonoscopy revealed early colorectal cancer in the upper rectum. Investigative colonoscopy in our department revealed a 10-mm semipedunculated polyp, which was considered as PG（polypoid growth）-type cancer. Two months later, however, treatment colonoscopy revealed a 6-mm superficial depressed lesion with morphological changes. Endoscopic findings of the marginal area of the tumor suggested normal mucosa, which was considered as NPG（non-polypoid growth）-type cancer. Although we diagnosed this tumor as submucosal invasive colorectal cancer, endoscopic submucosal dissection was performed for total excisional biopsy. The pathological diagnosis was moderately differentiated tubular adenocarcinoma, which had invaded 500μm into the submucosal layer without lymphovascular invasion. The marginal area of the tumor had a normal gland component, which corresponded to the endoscopic findings, suggesting an NPG-type cancer. Based on the endoscopic findings, we identified morphological changes distinguishing between PG-type cancer and NPG-type cancer. These results suggest that superficial depressed colorectal cancer, which was generally considered an NPG-type cancer, might include PG-type cancers, as in this case.

[1]Department of Gastroenterology, Cancer Institute Hospital of JFCR, Tokyo

[2]Department of Pathology, Cancer Institute Hospital of JFCR, Tokyo

笔记

PG type 隆起型大肠 T1 癌 SM 浸润深度测定的现实情况

味冈 洋一[1]

杉野 英明

近藤 修平

田口 贵博

岩田 真弥[1, 2]

摘要● 在 PG type 隆起型大肠 T1 癌中，即使在黏膜肌层无法走行推测的病变和黏膜肌层消失例中，SM 浸润深度测定部位也大多残留黏膜内病变，估计其平均厚度为 1200～1300μm。因此，在使用现行的 SM 浸润深度测量方法的情况下，在 SM 浸润深度结果上有可能加上这些黏膜内病变的厚度。由于 PG type 大肠 T1 癌的边缘部大部分都残留有很高的黏膜内病变，为了进行正确的 SM 浸润深度判定，在临床影像检查中要注意病变边缘部分的变化，鉴别是否是 PG type 是十分有用的。

关键词 PG/NPG 分类 隆起型 大肠 T1 癌 SM 浸润深度 残留黏膜内病变

[1] 新潟大学大学院医齿学综合研究科分子·诊断病理学分野
〒 951–8510 新潟市中央区旭町通 1 番町 757　E-mail：ajioka@med.niigata-u.ac.jp
[2] 新潟县勤劳者医疗协会下越病院消化器科

前言

对于早期大肠癌的治疗方案的制定，根据临床影像的 SM 浸润深度判定是不可或缺的。T1 轻度浸润癌的淋巴结转移风险较低，可以进行一次性切除，适合内镜治疗[1]。但是，根据癌的发育进展方式和 SM 浸润程度的不同，病变部位还残存有黏膜内病变（腺瘤或癌），这种病变只通过内镜观察病变表面，是不容易进行正确的 SM 浸润深度判定的。特别是隆起型 T1 癌是源于黏膜内病变的[2]，如果残留有源自黏膜内病变的话，甚至很难判定是 SM 浸润癌。为了进行早期大肠癌的正确 SM 浸润深度判定，根据癌的发育进展方式进行临床图像检查也是必要的。

PG（polypoid growth）、NPG（non-polypoid growth）type 分类[3] 是根据大肠 T1 癌引起的黏膜内病变的发育方式，按照病变的剖面病理组织图像进行分类，PG type 对应来源于黏膜内病变形成比正常黏膜形成更高的隆起。该分类是病理组织学的分类，也适用于临床图像检查。因此，本文还考虑到临床图像诊断的应用，将大肠 T1 癌按其发育进展方式分为 PG、NPG type，并对 PG type 隆起型 T1 癌的 SM 浸润深度测定的实际情况进行了阐述。

PG、NPG type 的定义

在 PG、NPG type 分类中，大肠 T1 癌的黏膜内病变部位比边缘正常黏膜明显增厚的是 PG type，该部位与边缘过度形成黏膜厚度相同或更薄的定义为 NPG type[3]。本文也根据其定义对 PG、NPG type 进行了分类。"黏膜内病变"一般被定义为"较之现有的黏膜肌层，在管腔侧存在的病变"，但即使由于癌组织的 SM 浸润，黏膜肌层变形或消失，黏膜内病变也并非全部脱落或消失。根据肿瘤腺管的排列和间质（黏膜固有层和同质间质）的观察所见，也有可能被推定

表1 隆起型 pT1 癌的 PG/NPG type 的发现率、肉眼型、大小

	病变数	肉眼型			平均大小 ±SD（范围）
		0-Is	0-Ip	Nod	
PG	137（68.1%）	92	19	26	27.9±13.0（10～85）mm *
NPG	18（9.0%）	12	6	0	15.9±3.8（10～25）mm **
黏膜内无病变	46（22.9%）	43	3	0	18.8±5.1（8～27）mm **
合计	201（100%）	147	28	26	

Nod：结节集簇样病变；* vs.**：$P<0.01$。

表2 SM 浸润深度测量部位的组织模式

黏膜肌层的状态	残留黏膜内病变	
	有	无
残留，走行推定可能	A 组	—
残留，走行推定不可能	B 组	—
消失	C 组	D 组

表3 PG、NPG type 的 SM 浸润深度测量部位的组织图像

组织模式	PG	NPG
A 组	26（19.0%）	2（11.1%）
B 组	28（20.4%）	3（16.7%）
C 组	37（27.0%）	5（27.8%）
D 组	46（33.6%）	8（44.4%）
合计	137（100%）	18（100%）

为是黏膜内病变残留的 [4, 5]。本文中也包含这样的病变，称之为"黏膜内病变"。

PG、NPG type 分类可见隆起型 pT1 癌的病理组织学特征

在新潟大学医学部临床病理学领域诊断出的外科切除大肠隆起型 pT1 癌 201 例患者中，PG type 为 137 例（68.1%），NPG type 为 18 例（9.0%），黏膜内病变未残留的为 46 例（22.9%）。在 PG type 的 137 例中的 134 例（97.8%）病变边缘部存在比周围正常黏膜高的"黏膜内病变"并形成隆起。在**表1**中显示了不同类型的肉眼型的特点和尺寸。与 NPG type 和没有黏膜内病变的病例相比，PG type 的尺寸显著增大。另外，由于没有黏膜内病变的 pT1 癌不能进行 PG、NPG type 判断，所以从 SM 浸润深度的讨论中排除。

基于 PG、NPG type 分类的 SM 浸润深度的分析，需要判断黏膜肌层状态和有无残留黏膜内病变。在本研究中，根据它们的组合，将 SM 浸润深度测量部位的组织模式分为 4 组 [4, 5]（**表2**）。从 PG、NPG type 的 4 组数据（**表3**）来看，与 NPG type 相比，PG type 更倾向于黏膜肌层残留（A、B 组）的概率（39.4% vs.27.8%）、黏膜内病变残留（A、B、C 组）的概率（66.4% vs.55%）较高。

PG type 隆起型 T1 癌 SM 浸润深度的实际

1. 关于 SM 浸润深度的测量方法

SM 浸润深度的测定以大肠癌处理规范 [6] 为标准，①黏膜肌层的走行可识别或推测的病例，使用自病变的黏膜肌层下缘进行测定的方法，②黏膜肌层的走行不能识别或推定的病例，采用自病变表层测定的方法。对于该规范中的②，即使黏膜肌层残留存在解离、断裂、碎片化等变形时，测定者在推测黏膜肌层的走行中发生偏差 [7]，不能保证 SM 浸润深度测量的可重复性，以及 SM 浸润深度作为内镜治疗的根本基准的作用。为了避免被低估，采用了病变表层的测定。因此，在②测定出的 SM 浸润深度中，在 SM 浸润部位存在黏膜内病变的情况下，有加上其厚度的可能性。也就是说，需要注意的是，②测量的不一定是真正的 SM 浸润深度，而是按照一定规

表4 SM 浸润深度测定部位的组织模式不同，PG/NPG type 的 SM 浸润深度和残留黏膜内病变的厚度

组织模式	PG		NPG	
	SM 浸润距离 (μm)	残留黏膜内病变的厚度 (μm)	SM 浸润距离 (μm)	残留黏膜内病变的厚度 (μm)
A 组	879 ± 584.9 (80 ~ 2000)	1950.0 ± 723.0 (800 ~ 3000)	500，1400	500，1000
B 组	4015.4 ± 1662.5 （1100 ~ 7000）	1335.7 ± 824.3 （100 ~ 4500）	5500.0 ± 1732.1 （4500 ~ 7000）	633.3 ± 152.8 （500 ~ 800）
C 组	5131.3 ± 1906.3 （1500 ~ 8000）	1225.7 ± 797.2 （200 ~ 4500）	3500.0 ± 790.6 （2500 ~ 4500）	690.0 ± 220.0 （500 ~ 860）
D 组	4168.2 ± 1828.0 （1500 ~ 8000）	0	3175.0 ± 1275.9 （2000 ~ 5000）	0

平均值 ±SD，（ ）内是范围。

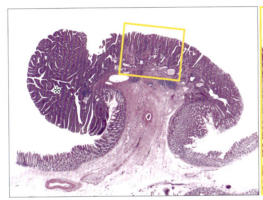 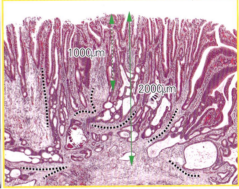

a | b

图1 直径 15mm 的 PG type 隆起型 pT1 癌

a 黄色框部分为 SM 浸润部分。边缘处有高度的黏膜内隆起（＊）。

b a 的黄色框部分的放大图像。SM 浸润部分散在碎片化的黏膜肌层（黑色点线），但由于难以推测黏膜肌层的走行，所以自病变表层测量 SM 浸润深度，为 2000μm。但是，根据腺管垂直排列和黏膜固有层同质间质观察，可以推定 SM 浸润深度的测定部位存在残留黏膜内病变。虽然不能明确残留黏膜内病变的范围，但推测其厚度为 1000μm 左右。

则测量的值表示为 SM 浸润深度。

考虑到这些因素，本研究对黏膜内病变残留者（A、B、C 组），还测定了残留黏膜内病变的厚度，并与 SM 浸润深度进行了比较。另外，本研究中有无残留黏膜内病变说到底只是笔者的推测，不同病理医生的判定和测量的厚度也有不同的可能性。

2. 残留黏膜内病变与 SM 浸润深度

根据 SM 浸润深度测定部位的组织类型，在**表4**中分别显示了 PG、NPG type 的 SM 浸润深度和残留黏膜内病变厚度。在黏膜肌层的走行可识别或推测的 A 组和黏膜肌层、黏膜内病变均无法判断的 D 组中，以大肠癌处理规范为准的 SM 浸润距离是癌的真正 SM 浸润距离。但是，在 A 组的 PG type 中，SM 浸润测量部位也存在平均约 2000μm 的残留黏膜内病变。B 组（**图1、图2**）、C 组在同一部位残留着平均 1200 ~ 1300μm 的黏膜内病变，厚者可达 4000μm 以上。也就是说，在 PG type 中残留黏膜内病变的厚度有可能叠加在 SM 浸润深度上，其值为 NPG type（B 组中平均约 600μm，C 组中平均约 700μm）的 2 倍左右。通过临床图像检查判定 PG type 隆起型 T1

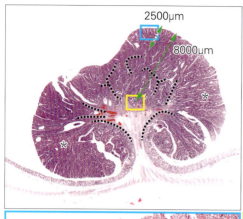

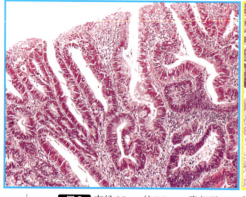

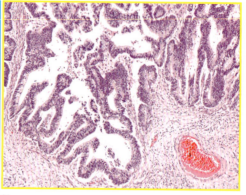

a	
b	c

图2 直径 25mm 的 PG type 隆起型 pT1 癌

a 病变的两侧边缘伴随着高度的黏膜内隆起（＊），病变中心部分存在 SM 浸润，SM 浸润部分散在变形的黏膜肌层（黑色点线），由于难以推测其走行，SM 浸润深度自病变表层测定，为 8000μm。但是，可以推测 SM 浸润深度测量部位存在残留黏膜内病变，其厚度大概为 2500μm。

b a 的青色框部分放大图像。由黏膜固有层和同质间质构成。

c 黄色框部分放大图像。癌腺管周围有促结缔组织增生性反应。

癌的 SM 浸润深度的困难，被认为是与 SM 浸润深度相关的临床诊断和病理组织学诊断相背离的原因之一。

结语

在 PG type 隆起型 T1 癌中，病变边缘部位多同时伴有厚度较高的黏膜内病变［本研究中，134/137 例（97.8%）］。为了在临床图像检查中进行精确的 SM 浸润程度判定，应注意观察病变边缘部位，判断病变是否是 PG type 是十分有用的。

参考文献

[1] 大腸癌研究会（編）. 大腸癌治療ガイドライン医師用 2019 年版, 金原出版, 2019

[2] 味岡洋一，渡辺英伸. 病理形態面からみた大腸癌の発育進展の考え方と問題点. 胃と腸 38：1083-1087, 2003

[3] Ikegami M. A pathological study on colorectal cancer. From *de novo* carcinoma to advanced carcinoma. Acta Pathol Jpn 37：21-37, 1987

[4] 味岡洋一，渡辺英伸，小林正明，他. 大腸 sm 癌の細分類(浸潤度分類)とその問題点. 胃と腸 29：1117-1125, 1994

[5] 味岡洋一，渡辺英伸，横山純二，他. sm 癌診断における粘膜筋板の判定方法―癌の sm 浸潤に伴う粘膜筋板の変化と大腸 sm 癌の浸潤度判定. 早期大腸癌 4：145-154, 2000

[6] 大腸癌研究会(編). 大腸癌取扱い規約, 第 9 版. 金原出版, 2018

[7] 味岡洋一，田中信治. 大腸 SM 癌内視鏡的切除標本の SM

浸潤度判定の実際と問題点—大腸癌研究会プロジェクト
研究から. 胃と腸 42：1501–1510, 2007

Summary

Actual Assessment of the Depth of Submucosal Invasion of PG (polypoid growth) type Protruded Colorectal T1 Carcinoma

Yoichi Ajioka[1], Hideaki Sugino,
Shuhei Kondo, Takahiro Taguchi,
Masaya Iwata[1, 2]

In PG-type protruded colorectal T1 carcinoma, the residual intramucosal part of the tumor is usually present, even without possible identification of the muscularis mucosae at the site of submucosal invasion. The average width of the residual intramucosal part is estimated to be 1,200 ~ 1,300μm, indicating that the width of the residual intramucosal part might be included in the depth of submucosal invasion assessed according to the present rules. For the clinical assessment of the depth of submucosal invasion of protruded T1 colorectal carcinoma, it is useful to determine whether the tumor is PG type by focusing on the periphery of the tumor, as most PG-type protruded colorectal T1 carcinomas have a protruding residual intramucosal part at the periphery.

[1]Division of Molecular and Diagnostic Pathology, Graduate School of Medical and Dental Science, Niigata University, Niigata, Japan
[2]Division of Gastroenterology, Kaetsu Hospital, Niigata, Japan

选自 2018 年 1 月的例会

小山 恒男[1]　　　小林 广幸[2]

[1] 佐久医療センター内視鏡内科
[2] 福冈山王病院消化器内科

2018 年 1 月的早期胃癌研究会于 1 月 17 日（星期三）在笹川纪念会馆 2 楼国际会场举行。会议由小山（佐久医疗中心内镜内科）、小林（福冈山王医院消化器内科），病理部分由八尾隆史（顺天堂大学大学院医学研究科人体病理病态学）主持。《根据早期胃癌研究会通过不同方式诊断的成像说明的基本和应用》是二村（福冈大学医学部病理学教研室）以"图像诊断说明的基本步骤（基础篇）：病理标本的处理和宏观拍摄"为题完成的。

[第 1 例] 60 多岁，男性。以黏液腺主体呈现分化的胃型黏液性低异型度 SM 浸润胃癌的 1 个病例（病例提供：伊东市民医院内科 小野田圭佑）。内镜成像的分析诊断由山崎（岐阜县综合医疗中心消化器内科）负责。RAC（regular arrangement of collecting venules）阳性且不萎缩，*H.pylori*（*Helicobacter pylori*）呈现与未感染的胃一致的所见。胃的下部大弯处可见边界不清晰的呈淡红色调的病变，有一部分伴有褪色凹陷（图 1a）。在 NBIME（narrow band imaging with magnifying endoscopy）成像中（图 1b），窝间部开大，但保留 pit 状结构，血管的异型为轻度，MALT（mucosa-associated lymphoid tissue）淋巴结肿大和低分化型癌症均可排除，诊断为胃底腺型胃癌，浸润深度为 T1a（M）。癌从褪色区域起在较为广泛的区域存在。长南（仙台厚生医院消化器官中心）的诊断是因为 *H. pylori* 是阴性并且是胃体部大弯的褪色病变，以及因为内部伴有

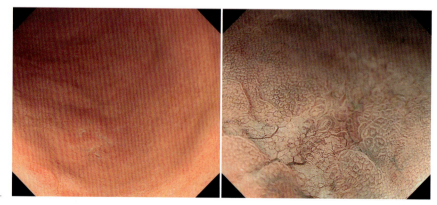

1a ｜ 1b

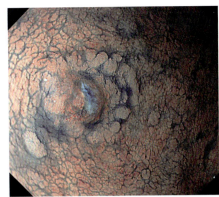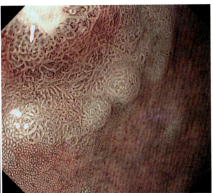

2a | 2b

发红隆起，故诊断为 signet-ring cell carcinoma。吉村（济生会福冈综合医院消化管内科）认为其表面有细微的凹凸结构，因此怀疑其更倾向于患有胃型为超高分化型的癌。

X 线造影的影像分析由长浜（千叶德洲会医院消化器内科）负责。认为病变是周围的结构几乎没有改变，在若干区域存在不规则改变的程度，覆盖了正常黏膜的病变。小泽（总合犬山中央医院消化器内科）认为从凹陷底部的凹凸不平和边缘锯齿状来看，不是胃底腺型胃癌，而是普通的分化型癌。

在提出活检后第二次的内镜成像后，小泽诊断为是存在大小不同的没有均一性的病变，露出了分化型的癌。另外，由于浸润到黏膜下层，图像诊断认为呈现出边界清楚的隆起。八尾建史（福冈大学筑紫医院内视部）认为未分化型癌和胃底腺型癌的鉴别是一个问题，一部分存在 DL（demarcation line），这不符合胃底腺型胃癌，但图像诊断结果是肿瘤在黏膜固有层中发展。

病理由仲程（顺天堂大学研究生院医学研究科人体病理病态学）解说。最终诊断为胃型性状的高分化管状腺癌，0-Ⅱc，18mm×17mm，T1b-SM1（250μm），ly0，v0，pHM0，pHM0。活检诊断为向胃底腺分化的癌，ESD（endoscopic submucosal dissection）标本中有一部分伴随有 SM 浸润。九嶋〔滋贺医科大学临床检查医学讲座（附属医院病理诊断科）〕解说是低异型度的超高分化型癌，肿瘤的大部分多为 MUC 6 阳性，

向幽门腺分化。最后提出了内镜成像与病理成像的对比。喷洒靛胭脂染色成像中可见同 area 图案模糊的范围一致，存在癌，表层整体覆盖着非肿瘤性上皮。因此，难以根据 NBI 放大成像进行范围诊断。

[第 2 例] 60 多岁，男性。perineurioma 的 1 例（病例提供：佐久医疗中心内镜内科高桥亚纪子）。

内镜图像的图像诊断由吉永（日本国立癌研究中心中央医院内镜科）负责。他认为普通内镜成像可见挂在胃穹隆部大于 10mm 的褪色调平坦隆起，中间伴有发红（**图 2a**）。NBI（narrow band imaging）成像（**图 2b**）可见中央部伴有棕褐色区域。边界清晰，因上皮性肿瘤性病变而怀疑是分化型癌。由于隆起平坦，也考虑有 T1b（SM）的可能性。平泽（仙台厚生病院消化器官内科）也认为是分化型癌，因为中央部的发红部较厚，所以诊断为 T1b（SM）。

吉永认为在 NBIME（NBI with magnifying endoscopy）周围有 small round pit，背景是胃底腺。因为是从周围起平缓转移的病变，中央的发红部位有不规则的绒毛状结构，褪色部的结构异型为轻度，所以诊断为异型度弱的癌。平泽认为是胃底腺区域产生的肿瘤，考虑是胃底腺型胃癌，另外边缘白色部分的白色区域颜色均匀，表层诊断为非肿瘤。八尾建史（福冈大学筑紫医院内镜部门）认为普通内镜成像可见背景血管透光在褪色部中断，出现上皮性肿瘤的特征。既没有 light blue crest 也没有 WOS（white opaque substance），VEC

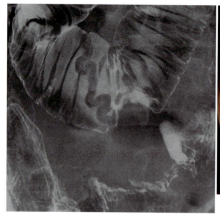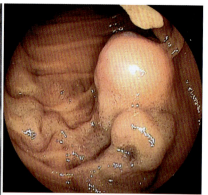

3a | 3b

(vessels within epithelial circle) 阳性, 是接近胃型的腺窝上皮的超高分化型胃癌。

提出 3 个月后第二次的 EGD (esophagoga-stroduodenoscopy), 吉永负责图像诊断, 认为虽然没有大的变化, 但是整体变得稳定了。平泽认为手指状结构变得不明显, 形成管状不规则的形态, 整体露出了癌。

通过 EUS (endoscopic ultrasonography) 可见以黏膜层为主体的低回声肿瘤, 与部分浸润到 SM 中的分化型癌不矛盾。赵 (洛和会丸太町医院消化器内科) 认为, 因为第一层是均一的, 所以最表层是非肿瘤, 而不是癌。

最终诊断是 perinurioma。病理解说由太田 (信州大学医学部保健学科检查技术科学) 负责, 首先是解释了神经内膜、神经周膜、神经上膜的解剖。本病例活检可见细胞体不明了的纺锤形细胞存在于间质中, 因 Glut1 阳性、CD34 阳性、EMA 阴性, 所以诊断为 perineruioma。

ESD (endoscopic submucosal dissection) 标本可见表面为非肿瘤性上皮, 但从间质到黏膜下层浸润到 100μm 深。通过以上观察, 判断是 perineurioma、T1b-SM 1100μm、ly0、v0、HM0、M0、14mm×12mm。

最后提出了内镜成像与病理成像的对比。中央部从黏膜固有层到最表层存在着 perineurioma, 表层由 1 层腺窝上皮覆盖。另外, 在周围褐色部位, 肿瘤以黏膜深处为中心存在, 表层覆盖

着没有萎缩的腺窝上皮, 而且随着肿瘤向边缘部发展而逐渐减少, 转移到背景处的轻度萎缩的胃下腺。因此, 褐色区域的边界看得不清楚。胃的 perineurioma 过去只报告了 4 例, 是很珍贵的病例。　　　　　　　　　　　　　　　(小山)

[第 3 例] 60 多岁, 女性。伴随着回流障碍的静脉扩张的小肠 GIST 的 1 例 (病例提供: 户畑共立医院消化器官疾病中心武田辉之)。

可观察到黑便、贫血, 在附近医院做的上下消化道内镜检查没有异常, 为了进行小肠详查被介绍到上述医院。川崎 (岩手医科大学医学部内科学讲座消化器官内科消化管领域) 负责图像诊断, 在小肠 X 线造影像中 (图 3a) 可观察到, 骨盆内小肠表面虽然平滑, 但可见呈凹凸结节状的隆起型病变, 在压迫后的图像中发现轻度变形, 认为是发生部位在黏膜下的病变, 而且, 因为可观察到从周围向病变部蛇行前进的血管状的褶皱, 所以首先考虑血管性病变 (arteriovenous malformation, AVM), 如果认为是肿瘤, 图像诊断的结果是 inflammatory fibroid polyp 和 pyogenic granuloma 等。野村 (札幌大道内镜诊所) 认为因为不能从蛇行的褶皱状所见断定是血管, 所以是非典型的, 但怀疑是恶性淋巴肿瘤。会场中齐藤的评论是 (市立旭川医院消化器官疾病中心) 通过双重造影成像将蛇行弯曲的引流静脉的性状显示得很好, 但是形成了大的结节状隆起的血管性病变, 考虑是比起 AVM (非肿瘤) 更倾向于

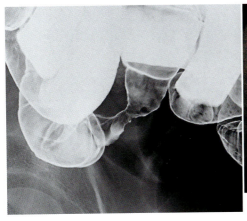
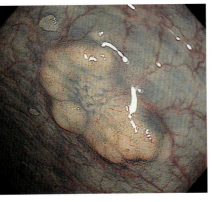

4a | 4b

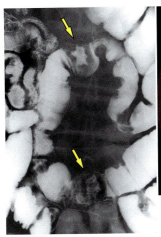
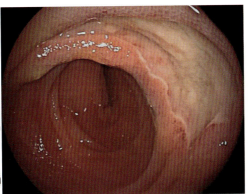

5a | 5b

血管肿（肿瘤）。另外，藏原（松山红十字医院肠胃中心）认为充盈像的 X 线造影是 GIST（gastrointestinal stromal tumor）的典型的 V 字变形所见。也可观察到靠近小肠的挤压样所见（blank space）。GIST 也伴随着周围血管的扩张所见，图像诊断为是管外发育具备优势的 GIST。在经由口插入的双球囊小肠内镜成像（**图 3b**）中，野村因为周围有伴有蓝色调的静脉扩张的结节状黏膜下肿瘤，故而诊断为 GIST。但是川崎认为因为没有受钳子压迫而坚硬的感觉，对 GIST 持否定态度 X 线图像诊断同样认为是血管性病变（AVM），GIST 图像诊断为血管性病变（AVM）。会场中小泽（总合犬山中央医院消化器官内科）和赵（洛和会丸太町医院消化器官内科）也认为还是从钳子压迫的所见来看是血管性病变，但

是藏原认为即便是 GIST 也会有伴有周围血管扩张的所见的情况，考虑是包含 GIST 的间叶组织肿瘤和恶性淋巴肿瘤。

切除组织的病理解说由森光（户畑共立医院病理诊断科）负责。他认为是管外发育主体的 GIST，周围的血管因为肿瘤的挤压引起的回流障碍而形成扩张的静脉。

[**第 4 例**] 70 多岁，男性。小肠中发现主病巢（滤泡性淋巴结肿大）的消化道 discordant lymphoma 的 1 例（病例提供：岩手医科大学医学部内科学讲座消化道内科消化道领域川崎启佑）。

患者主诉腹痛，呕吐，进而接受治疗，为精确检查住院。佐野村（北摄综合医院消化器官内科）负责图像诊断，在小肠 X 线成像（**图 4a**）中观察到病变是存在于骨盆内小肠的狭窄病变，

在内部发现糜烂和一部分溃疡，但没有癌那样的硬度，因为病变部没有堤坝样隆起，所以怀疑是恶性淋巴肿瘤。会场中齐藤（市立旭川医院消化器官疾病中心）通过图像分析也认为是恶性淋巴肿瘤，但是由于主要病变的周边小肠没有显示出滤泡状的微小隆起的图像，所以否认了滤泡性淋巴结肿大。对此，清水（大阪铁路医院消化器官内科）认为，仔细观察病变接近口的一侧边缘有小隆起，因此怀疑是滤泡性淋巴肿大。

经肛门的小肠内镜成像（因为狭窄，所以病变口一侧不能通过）中佐野认为由于病变肛门一侧周围没有证明是滤泡性淋巴结肿大的隆起，病变部的溃疡形成比较严重，所以诊断为T细胞性淋巴结肿大。齐藤和清水认为内镜成像只有离肛门侧病变最近的图像，与通过X线造影所见的诊断没有不同。此后的提出的图像由提出议题的川崎进行了说明，但是在主要病变以外的肛门侧回肠中分散存在着滤泡状的小隆起，在大肠内镜成像（喷洒色素成像，**图4b**）中可见乙状结肠中有10mm大的扁平黏膜下肿瘤状隆起病变，并且通过PET–CT（positron emission tomography with computed tomography）确认了全身淋巴结朝向骨髓异常聚集。

病理解说由永冢（岩手医科大学医学部病理诊断学讲座）负责。切除的小肠的狭窄病变和回肠的小隆起的活检组织是滤泡性淋巴结肿大，但乙状结肠病变为MALT（mucosa-associated lymphoid tissue）淋巴结肿大。这种不同脏器同时多发的不同组织型淋巴结肿大被称为discordant lymphoma，但极为罕见，本例是1例珍贵的病例。

[**第5例**] 70多岁的男性。药剂（吗替麦考酚酯胶囊®）起因性小肠溃疡的1例病例（病例提供：藤田保健卫生大学消化管内科大森崇史）。

肾移植后的患者正在服用免疫抑制剂等，为了进行血便详查而被介绍来。森山（九州大学研究生院医学研究院病态功能内科学）负责图像诊断，在小肠X线造影图像（**图5a**，箭头）中，可见伴有回肠内多发的周围黏膜的隆起的溃疡性病变，怀疑回盲部为也有狭窄病变，但是各个病变柔软，怀疑是淋巴系统肿瘤。会场中赤松（长野县立信州医疗中心内镜中心）补充认为因为也服用了免疫抑制剂，高度怀疑是恶性程度很高［不是滤泡性和MALT（mucosa-associated lymphoid tissue）］的淋巴结肿大。此外，藏原（松山红十字医院胃肠中心）认为，虽然不能否定淋巴结肿大，但从形态上看，应该首先考虑恶性黑色素瘤，并且应该把转移性肿瘤也加以鉴别。齐藤（市立旭川医院消化器官疾病中心）将淀粉样病变作为肿瘤以外的炎症性疾病进行了鉴别。

在经肛门的双球囊小肠内镜成像中（**图5b**），森山观察到回盲瓣部位和回肠多发的边界明显的溃疡，但没有可以通过X线造影图像中看到的边缘部位的水肿状隆起，溃疡底部平坦且呈穿孔状，因此对淋巴结肿大那样的肿瘤性病变持否定态度，也考虑到处于免疫抑制状态，图像诊断为巨细胞病毒肠炎。赤松认为从内镜图像上来看，比起淋巴结肿大，更容易认为是巨细胞病毒肠炎，但是认为也有T细胞淋巴结肿大的可能性，藏原从内镜成像来看认为也不能否认是恶性黑色素瘤，作为炎症性疾病，血管炎相关疾病（结节性动脉周围炎、肠道Behcet病等）也应加以鉴别。另外，会场中大川（大阪市立十三市民医院消化器官内科）还补充说，在免疫控制状态下，肠结核也有可能出现这样的多发性穿孔溃疡。

病理解说由冢本（藤田保健卫生大学医学部病理诊断科）负责，对各部位的活检组织像进行了解说。在回肠中可观察到性质改变为细胞死亡的crypt，从升结肠病变中以及占多数，而且还有内镜成像中看起来正常的结肠活检组织中，都可观察到性质改变的crypt。根据最近海外文献报告的临床病理学特征诊断为药物（吗替麦考酚酯胶囊®）性消化道障碍，在药物变更3个月后的内镜检查中确认了溃疡已治愈。这是日本目前罕见的珍贵病例。

（小林）

编辑后记

入口阳介 东京都癌检查中心消化内科

近年来，内镜在早期大肠癌的诊疗上有了长足的进步，放大内镜、图像增强内镜获得的表面结构和超声内镜检查（endoscopic ultrasonography，EUS）的分析使正确的术前诊断成为可能。但是，与表面肿瘤相比，隆起型肿瘤，特别是 PG（polypoid growth）type 隆起型病变，有不少难以诊断浸润深度的病例，在内镜的病理组织学诊断中也存在首次被诊断为 SM 浸润的病变。因此，本书介绍了与 NPG（non-polypoid growth）type 的不同之处。从病理和临床（内镜）的角度阐述 PG type 隆起型早期大肠癌的定义和判定标准，浸润深度诊断的问题，也请各专业的老师做了分析。

在序言中，田中提到了日本的大肠癌处理规范与欧美的巴黎分类的不同点，隆起型早期大肠癌的深度诊断需要综合的方法，在没有正确的术前诊断的情况下，在没有正确的术前诊断的情况下，不应该进行简单的切除手术。

20 世纪 80 年代，池上以对大肠癌发育和进展的形态学分析为头绪，为了明确 *de novo* carcinoma 是怎样的病变，提出了 PG、NPG 分类。在大肠 SM 癌中，由隆起型病变（PG M）引起的约占 64%，由表面型病变（NPG M）引起的约占 18%，最高为 36%。

山野提出，PG、NPG type 的鉴别要点是，I 型 pit 在肿瘤性病变与周围正常黏膜的交界部分是否出现，现在通过转化研究证明大肠肿瘤的发育和进展是具有多样性的，在临床上讨论 PG、NPG type 的意义变得弱化了。

PG 型隆起型早期大肠癌的深度诊断，入口说："在灌肠 X 线造影中，通过侧面变形的诊断只有在肿瘤直径为 10～20mm 时才能正确诊断 pT1b。"河野说："通常在内镜诊断中，有明显的深凹陷、紧满感、病变周围正常部位的伸展不良等观察结果是有用的，特别是病变周围正常部位伸展不良的病变，不宜进行内镜治疗。"冈表示："通过 NBI 联合扩大内镜诊断，肿瘤性病变的诊断很容易，但是对于 JNET 分类 Type 2B 高异型性黏膜内癌 /SM 轻度浸润癌的诊断特异性很低，因此需要进行综合诊断。"三泽表示："pit pattern 诊断中，pT1b 癌 V_N 型，V_I 高度不规则 pit pattern 的病变约占 58%，另外，在 V_I 型高度不规则 pit pattern 的病变中也有 32% 是 Tis 或 T1a，相比其他肉眼形态来说有必要慎重决定治疗方针。"齐藤说："在 EUS，病变高度超过 6mm 的情况下，通过深度衰减很难得到充分的深度诊断，在 0-I s 型中，T1b 癌的深度诊断率显著高于 Tis 和 T1a 癌。"现在也明确了 pT1b 的深度深度诊断的难度。

在主题研究中，大内根据病变的剖面形态将其分为 PG、NPG type，并比较两者生物学上的恶性程度。NPG type 的肿瘤直径较小，由于 SM 浸润程度较深，且出现的概率较高，将其分为 PG type 和 NPG type 进行诊断是有用的。原田观察了隆起型早期大肠癌（T1 癌）的黏膜肌层残存程度，根据是否有黏膜内癌或推算为黏膜内癌，将浸润样式分为 4 种，探讨浸润深度的诊断，在黏膜内癌部残存，DR 未露出表层的病变中，浸润深度的正确诊断率很低。

在主题病例中，朝山和水口对 PG type 隆起型大肠 T1b 癌施行了根治切除，并对远端转移而死亡的病例进行了详细的分析和观察报告，说明即使切除后治愈也需要定期观察。

并河展示的，伴有中心凹陷的 10mm 的 0-I sp，PG type 早期大肠癌，经过两个月，发现 6mm 的 NPG type，根据凹陷型形态变化的病例的诊治经验，被认为是 NPG type 的 0-II c 型 SM 癌中有可能包含来自 PG type 的癌。

味冈发现了 PG 型隆起型大肠 T1 癌无法估计黏膜肌层走向的病变或黏膜肌层消失的例子，SM 浸润距离测定部位有很多黏膜内病变残留，估计其厚度平均为 1200～1300μm，使用现行的 SM 浸润距离测量法的情况下，

SM 浸润距离可能包含这些黏膜内病变的厚度。

本书结论为 PG type 隆起型早期大肠癌的浸润深度诊断，pT1b 的正确诊断率比表面型低，也有恶性程度极高的 PG type 早期大肠癌，在病理组织学诊断中，如果使用现有的 SM 浸润测距法，应当考虑 SM 浸润深度加上黏膜内病变厚度的可能性，进行全面的术前诊断，手术后也需要定期观察。

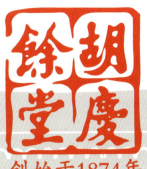
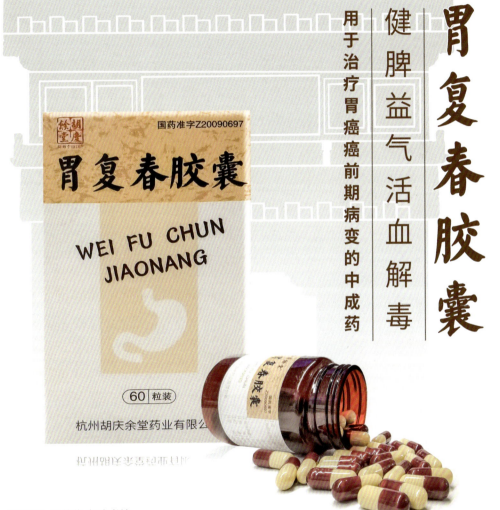

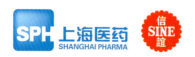

培菲康®
双歧杆菌三联活菌胶囊

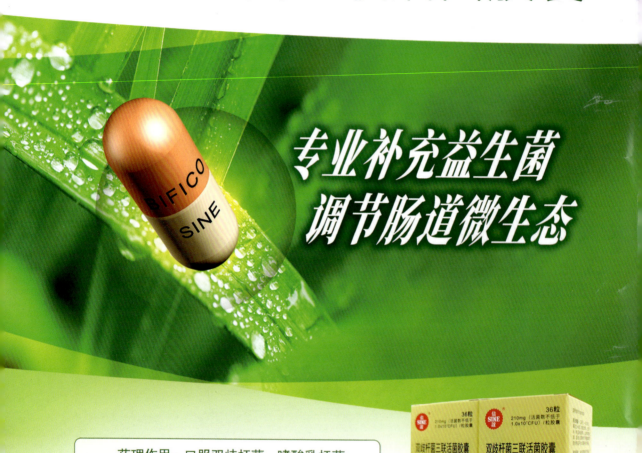

专业补充益生菌
调节肠道微生态

药理作用：口服双歧杆菌、嗜酸乳杆菌、粪肠球菌三联活菌胶囊，三菌联合，直接补充人体正常生理细菌，调整肠道菌群平衡，促进机体对营养物的消化，合成机体所需的维生素，激发机体免疫力。

主治因肠道菌群失调引起的急慢性腹泻、便秘，也可用于治疗中型急性腹泻，慢性腹泻及消化不良、腹胀，以及辅助治疗因肠道菌群失调引起的内毒素血症。

禁　　忌：未进行该项实验且无可靠的参考文献。
不良反应：未发现明显不良反应。

上海上药信谊药厂有限公司

地址：中国(上海)自由贸易试验区新金桥路905号　邮编：201206　电话：021-58995818　国药准字S10950032　沪药广审(文)第250425-10251号　本广告仅供医学、药学专业人士阅读

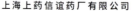

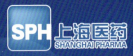
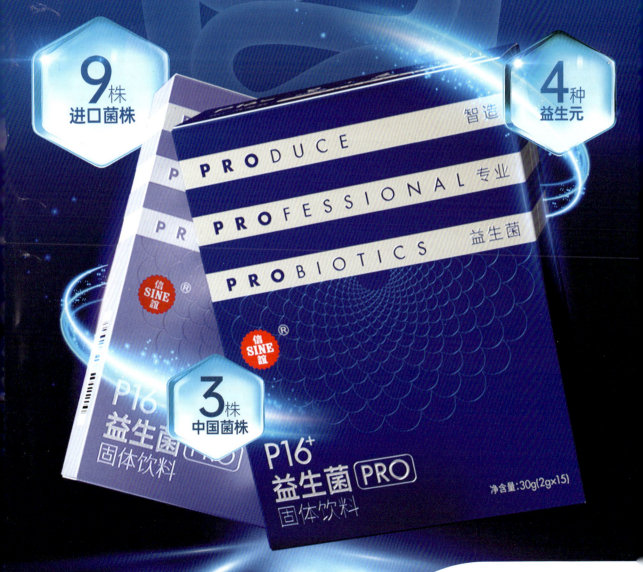
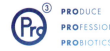

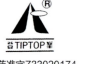

国药准字Z33020174
浙药广审（文）第250401-00420号

养胃颗粒
YANGWEI KELI

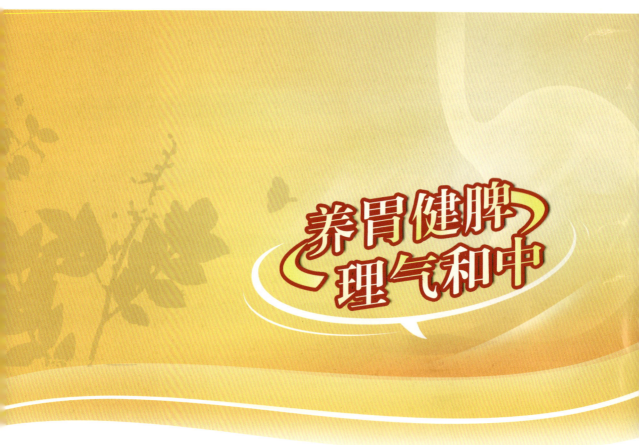

养胃健脾
理气和中

> **用于**

· 脾虚气滞所致的胃痛，症见胃脘不舒　· 胀满疼痛
· 嗳气食少　· 慢性萎缩性胃炎见上述证候者。

【成份】炙黄芪、党参、陈皮、香附、白芍、山药、乌梅、甘草。

【禁忌】本品不宜与含有藜芦、海藻、京大戟、红大戟、甘遂、芫花成份的中成药同用。

【不良反应】应用本品时可能出现腹泻、恶心、呕吐、腹痛、皮疹、瘙痒等不良反应。

请按药品说明书或者在药师指导下购买和使用

广告

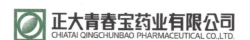

正大青春宝药业有限公司
CHIATAI QINGCHUNBAO PHARMACEUTICAL CO.,LTD.